W0243034

GOLDMANN
Lesen erleben

Buch

Es gibt Situationen in Beziehung oder Ehe, in denen die Schwierigkeiten so groß scheinen, dass man sie als Paar nicht mehr bewältigen kann – und vielleicht nicht einmal weiß, ob man das eigentlich noch will. Der renommierte Paartherapeut Wolfgang Schmidbauer spürt exemplarisch verschiedene Problemsituationen in Beziehungen auf, beschreibt diese und erläutert Lösungswege. In drei Schritten zeigt er einen Weg aus der Beziehungsmisere:

- Beschreibung der Situation
- Verständnis und Hintergründe
- Therapiemöglichkeiten

Schmidbauer vertieft so ausgewählte Antworten aus seiner beliebten Liebeskolumne im *ZEITmagazin* zu paartherapeutischen Miniaturen. Dieses Buch ist eine erste Hilfe für alle, die den Weg zur Paartherapie (noch) scheuen, ihre Schwierigkeiten aber trotzdem lösen möchten.

Autor

Wolfgang Schmidbauer, geboren 1941, absolvierte nach seinem Studium der Psychologie eine Ausbildung zum Psychoanalytiker. Er gründete mit anderen die Gesellschaft für analytische Gruppendynamik, in der Supervisoren und Familientherapeuten ausgebildet werden. Schmidbauer arbeitet als Paartherapeut und Psychoanalytiker in München. Außerdem ist er Autor zahlreicher erfolgreicher Publikationen. Im *ZEITmagazin* erscheint seine beliebte Kolumne »Die großen Fragen der Liebe«.

www.wolfgang-schmidbauer.de

Außerdem von Wolfgang Schmidbauer im Programm

Kleines 1x1 der Seelenkunde

Wolfgang Schmidbauer

Die großen Fragen der Liebe

Paarkonflikte verstehen und lösen

GOLDMANN

Alle Ratschläge in diesem Buch wurden vom Autor und vom Verlag sorgfältig erwogen und geprüft. Eine Garantie kann dennoch nicht übernommen werden. Eine Haftung des Autors beziehungsweise des Verlags und seiner Beauftragten für Personen-, Sach- und Vermögensschäden ist daher ausgeschlossen.

Dieses Buch ist erstmals 2010 unter dem Titel *Paartherapie. Konflikte verstehen, Lösungen finden* beim Gütersloher Verlagshaus erschienen.

FSC www.fsc.org MIX Papier aus verantwortungsvollen Quellen FSC® C014496

Verlagsgruppe Random House FSC® N001967
Das für dieses Buch verwendete FSC®-zertifizierte Papier *Classic 95* liefert Stora Enso, Finnland.

1. Auflage
Taschenbuchausgabe Dezember 2014
Wilhelm Goldmann Verlag, München,
in der Verlagsgruppe Random House GmbH

Originaltitel: Paartherapie. Konflikte verstehen, Lösungen finden
Umschlaggestaltung: Uno Werbeagentur, München
Umschlagillustration: FinePic®, München
Satz: Buch-Werkstatt GmbH, Bad Aibling
Druck und Bindung: GGP Media GmbH, Pößneck
KW · Herstellung: IH
Printed in Germany
ISBN 978-3-442-17504-8
www.goldmann-verlag.de

Besuchen Sie den Goldmann Verlag im Netz

Inhalt

Einleitung

Siamo la coppia più bella del mondo
e ci dispiace per gli altri,
che sono tristi e sono tristi ...
(Wir sind das schönste Paar der Welt
tut uns leid für die andern,
die traurig sind ...)

Adriano Celentano

Die erste und zeitlebens wichtigste Verbindung von Menschen ist das Paar. Durch unsere lange, verletzliche Entwicklung ist eine von starken Gefühlen getragene Beziehung zwischen dem kindlichen Organismus und einem vertrauten Erwachsenen überlebenswichtig. Dieses Paarmodell ist in der menschlichen Evolution – sei sie biologisch, sei sie kulturell – erstaunlich stabil geblieben. Ich kann mich gut an meine Faszination erinnern, als in den späten 60er-Jahren das Private für politisch erklärt wurde, die bürgerliche Familie für reaktionär, Kibbuz und Kommune für zukunftsträchtig. Aber die Kinder der 68er heiraten in Weiß, *bis dass der Tod euch scheidet,* die Zuschauer tupfen sich die Augenwinkel.

Indem sich Erwachsene an kindliche Abhängigkeit, an Angst und Geborgenheitssehnsucht erinnern, können sie Kinder trösten und geliebten Menschen ein Gefühl der Nähe vermitteln. Dadurch werden Selbstgefühl und Weltvertrauen gefestigt. Wir werden sicherer, dass uns Gleiches mit Gleichem vergolten wird.

Die Paarbeziehung ist im guten Fall die harmonischste, gleichgewichtigste, überschaubarste Beziehung. In ihr kann sich eine verletzte Psyche erholen, in ihr werden Möglichkeiten des Erlebens von Erotik freigesetzt, die sich in keiner anderen Konstellation derart entfalten. Menschen sehnen sich nach dem besten Freund, dem Seelenzwilling, der Person, mit der sie Erlebnisse teilen können. Nur eine so besetzte Beziehung bewahrt uns vor dem Gefühl der Einsamkeit, das nicht nur den Einzelgänger anfällt, sondern jeden, der keine(n) Liebste(n) hat.

Dieses Glück der Abhängigkeit ist teuer erkauft. Nichts kann einen Menschen elender machen als die Liebesenttäuschung; sie ist die vielleicht häufigste Ursache für Mord und Gewalt. Und sie ist zweifelsfrei die häufigste Ursache für Selbstmord bei jungen und körperlich gesunden Menschen. Sie hätten ihr Leben noch vor sich, wenn sie denn bereit wären, es alleine weiterzuführen.

Wer liebt, wagt sich in gefährliches Gebiet und ist selten darauf vorbereitet, auf welche Hindernisse er treffen kann. Freud hat gesagt, die moderne Kultur bereite den jungen Menschen auf die aufwühlenden Affekte des Eros vor wie jemand, der seine Kinder in Sommerkleidern und Sandalen auf eine Polarexpedition schickt.

Seelische Reife entsteht nicht dadurch, dass Menschen ihre kindlichen Merkmale ablegen. Sie fordert von uns, diese anzunehmen und vernünftig mit ihnen umzugehen. In der modernen Partnerschaft wird das oft erst klar, wenn ein Kind geboren wird. Dieses Hinzukommen des Dritten in die Zweierbeziehung ist so etwas wie eine Reifeprüfung. Die Sorge für ein Kind stellt die individualisierten Paare auf eine harte Probe.

Sie belastet die Möglichkeiten eines Paares, den gewohnten Austausch an Bestätigung aufrechtzuerhalten. Das Kind schreit Bedürfnisse unabweisbar hinaus, die ein Erwachsener nicht einmal sich selbst eingesteht und auf deren Befriedigung er stumm wartet. Es reißt wie der Magnetberg Sindbads die Nägel aus den Schiffen, welche sich die Partner bisher gezimmert haben. Frischgebackene Väter und Mütter haben oft den Eindruck, in ihrer partnerschaftlichen Liebe zu scheitern und nur notdürftig um das Kind herum zu funktionieren. Denn das Kind hat an sich gezogen, was bisher die Erwachsenen austauschten, oft ohne zu bemerken, wie viel eigene, kindliche Bedürftigkeit da befriedigt wurde.

In jeder Liebesbeziehung begegnet der Mensch paradoxen Situationen, die der Logik des Rechts spotten. Die eigene Eifersucht ist quälend und schreit nach Rücksicht; die Eifersucht des anderen ist lästig und sollte verschwinden.

Ich will gerne meinen Partner immer haben, wenn ich ihn brauche – aber weshalb belästigt er mich schon wieder mit seinen Ansprüchen? Ich bin schüchtern und ängstlich, ich würde so gerne erobert und verführt werden – wieso kapiert meine Partnerin nicht, was sie tun müsste, andere Frauen erraten doch auch die Wünsche der Männer! Ich hätte gern einen Mann, der weiß, was er will, und nicht ein langes Gesicht zieht, wenn ich nicht wieder die Initiative ergreife …

Die Ursachen solcher Widersprüche liegen in dem instabilen Gemisch, aus dem die Liebe der Erwachsenen gemacht ist. Ihre Elemente sind unter anderem die Bindung des Kindes an die Eltern, die Lustquellen der Erotik und eine soziale Norm, die versucht, eine Kultur funktionsfähig zu erhalten und widersprüchliche Interessen auszugleichen. Aus diesen Elementen schafft die Liebe eine Synthese wie ein Maler aus Pigmenten, Öl und Leinwand ein Bild, ein Kunstwerk eigener, unwiederholbarer Art.

Die Ansprüche an den idealisierten Partner, auf den ich stolz bin und der es verdient, dass zu ihm aufgeschaut wird, sind schwerer zu erkennen und zu berücksichtigen als sexuelle Wünsche. Sie werden nicht als das gehandelt, was sie sind: kindliche Wünsche nach Halt, nach Verschmelzung mit etwas Höherem. Sie treten als *Normen* auf. Kleinigkeiten, aus denen wütende Kämpfe erwachsen, verraten hohe Spannungen in einer Beziehung, die wie ein Luftballon bereits durch den winzigsten Defekt ihre Form verlieren kann.

Zu den zentralen Qualitäten des kindlichen Befindens gehört die Angst, den Erwachsenen zu verlieren, an den sich das Kind gebunden hat. Diese Angst kann vernichtende Macht entfalten. Sie ist die Quelle der tiefen, irrationalen Abhängigkeit im menschlichen Leben. Wenn ein Kind auf der Straße nach seiner verlorenen Mutter schreit, beruhigt es sich sofort, wenn diese zurückkommt. Die Mutter mag eine Sadistin sein, die das Kind prügelt, sobald sie es sieht. Dennoch zieht das Kind sie der freundlichen Fremden vor.

Diese Qualität wird in erotischen Beziehungen geweckt, deren Auflösung wir mit heftigsten Gefühlen von Angst und Wut erleben. Die starke Bezogenheit auf das Liebesobjekt führt den Menschen in die Hölle wie in den Himmel, zum Suizid wie zu großartigen Leistungen für seinesgleichen. Er wird fähig, in seinem eigenen Handeln einen anderen mitzudenken. Sie macht ihn zu Vater und Mutter, zur Priesterin und zum Staatsmann. Aber diese Bezogenheit ist aus dem Material kindlicher Abhängigkeit geschmiedet. So tritt in Krisen jene rachsüchtige Wut an die Oberfläche, mit der einst das kleine Kind den Eltern einimpfen wollte, dass Verlassenheit unerträglich ist.

Diese Affekte sind so mächtig, dass ihre Stärke *jeden* Menschen – Kinder wie Erwachsene, Männer wie Frauen – bedroht. Der von der Natur vorgesehene, von der Kultur oft notdürftig durch religiöse Normen ersetzte und ergänzte Schutz gegen Entgleisungen ist ein einfühlender Partner. Ihn braucht ein Kind, um seine Ängste und Aggressionen zu regulieren, ebenso wie ein Erwachsener, um seine Sehnsucht nach dauerhafter Liebe, sexueller Erfüllung, Schutz und Geborgenheit zu regulieren. Mit der Hilfe eines Partners kann es gelingen, diese Energien zu bändigen.

Das wäre einfacher, wenn Partner fähig wären, die Beruhigung und Zuwendung anzunehmen, die sie erhalten. Aber es gibt in der Psyche eine Form von Trotz gegen das Gute, welche mit Begriffen wie Gegenabhängigkeit nur andeutungsweise erfasst werden kann. Dieser Trotz hängt mit dem Gefühl zusammen, nur dann stolz auf das eigene Ich sein zu können, wenn es Abhängigkeiten widersteht und auch das vom kritischen Verstand als falsch erkannte Eigene höher schätzt als das verständig Gute von außen.

Diese Kräfte sind es, welche gefährlich abgemagerte junge Frauen bewegen, ihrer Mutter mehrgängige Menus zu kochen, von denen sie selbst keinen Bissen essen. In Paarbeziehungen weist der Eifersüchtige jene Liebe zurück, nach der er hungert, um den Partner dafür zu bestrafen, dass dieser ihn nicht so liebt, wie es sein Stolz erfordert. In anderen Fällen wird der Partner gequält und auf die Probe gestellt, weil das eigene Selbstgefühl schwer beschädigt wurde.

Der Arbeitslose macht durch Missmut und Nörgelei seiner tüchtigen Frau das Leben schwer. Eine Frau weist nach einer Totaloperation alle erotischen Annäherungen ihres Partners zurück, die sie früher so sehr genossen hat. Sie fühlt sich nicht mehr danach. Sie verfolgt aber mit höchster Eifersucht seine Beziehungen zu Kolleginnen, die sie früher nie beschäftigt haben. Ein Mann lässt sich nach vierzigjähriger Ehe und einer Prostataoperation nicht von seiner Frau trösten. Er glaubt ihr nicht, dass sie seine Erektionsschwäche nicht stört. Er unterstellt ihr, sie beschäftige sich in Gedanken dauernd mit ihrem ersten, sexuell höchst aktiven Freund. Sie erklärt, das sei doch alles schon mehr als 40 Jahre her, und sie erinnere sich gar nicht mehr an irgendwelche Einzelheiten. Er behauptet, ihr Verdrängen verrate erst recht, wie wichtig ihr diese Erfahrungen gewesen seien, und möchte von ihr detailliert wissen, was sie damals mit diesem Mann so alles getrieben hat.

Amboss oder Hammer?

Geh! Gehorche meinen Winken,
nutze deine jungen Tage,
lerne zeitig klüger sein:
Auf des Glückes großer Waage
steht die Zunge selten ein,
du musst steigen oder sinken,
du musst herrschen und gewinnen
oder dienen und verlieren,
leiden oder triumphieren,
Amboss oder Hammer sein.

Johann Wolfgang von Goethe

So schön ich diesen Vers finde – seiner Aussage widerspreche ich. Goethe schreibt von einer Wahl, die oft unmöglich ist und manchmal nicht getroffen werden darf. Achten wir lieber auf das, was *zwischen* Amboss und Hammer gerät, was von der Wucht kämpferischer Härte zerstört oder doch geformt wird.

Es sind die differenzierten Gefühle, es ist die Bereitschaft zur Empathie. Es ist der innere Widerspruch in Menschen, die zögern, Täter zu werden, um nicht Opfer zu sein. Goethe formuliert die traumatische Alternative schlechthin, das Motto der militärischen Grundausbildung, die Schlagkraft im Felde, die Grobheit, mit der Leistungsmenschen einander und auch ihren Kindern begegnen.

In der Entwicklungspsychologie entspricht dieser Einteilung in gutes Tun und schlechtes Leiden die primitive Spaltung, in der es keine Mischungen gibt, sondern nur Kämpfer oder Memmen, Verlässliche und Verräter.

Wenn Soldaten in den Krieg ziehen, haben sie meist nur diese Wahl. Sobald sie aber nach Hause kommen, sobald es darum geht, Liebesbeziehungen aufzubauen oder Kinder in ihrer Entwicklung zu begleiten, führt diese Alternative in die Irre.

Es geht dann darum, Schläge weder mit Schlägen zu beantworten noch sie stumm und wehrlos zu erdulden. Stattdessen muss zum Sprechen gebracht werden, was da Schmerzen leidet, sich nach Verständnis sehnt und einer Deformation widerstehen möchte.

Das zentrale Symbol ist nicht mehr der Hammer, sondern die Waage, auf der die Argumente der Parteien gewogen werden. Sie widersteht rechthaberischen Lösungen. Sie erlaubt es uns, auf das zu achten, was zwischen Amboss und Hammer zerschrotet wird. Die Tibeter sind gut, die Chinesen böse (oder umgekehrt)? Die Juden sind gut, die Araber böse (oder umgekehrt)? Zwischen verhärteten Fronten haben Verständigung und Austausch keine Chance mehr. Es kann nur einen geben!

Mein täglicher Anschauungsunterricht über die dumme Wahl zwischen Amboss und Hammer ist die Paartherapie. Wenn in dem Gemenge kindlicher, erotischer und narzisstischer Bedürftigkeiten, das wir Liebe nennen, ein Wunsch grob verletzt wird, ist die Versuchung immens, nicht über diese Verletzung zu sprechen, sondern verletzend zurückzuschlagen. Wenn der Therapeut versucht, mit einem der Streiter den Konflikt zu klären, entdeckt er ein einsichtiges, manchmal sogar humorvolles Individuum, das mit ein wenig Unterstützung durchaus erkennt, was da beschädigt wurde.

Aber kaum sitzen sich die Amboss-Hammer-Spieler wieder gegenüber, raufen sie um den Hammerstiel. Der Therapeut hat seine liebe Mühe, weitere Schäden zu verhindern und das Verständnis für die Verletzlichkeit des Gegenübers aufrechtzuerhalten.

Warum das so ist? Weil Menschen Augenwesen sind, von der Evolution vorbereitet, von der Erziehung geschult, *äußere* Probleme schnell zu erkennen und möglichst effektiv zu bewältigen, von ihren *inneren* Zuständen aber angesichts einer drohenden Gefahr abzusehen.

Der Partner ist angesichts eines unangenehmen Binnenzustandes blitzschnell als Verursacher ausgemacht. Sogleich wird damit begonnen, ihn umzuschmieden. Wenn er sich wehrt und seinerseits Schmiedeversuche startet, führt das nicht zur Innenschau, sondern zu verstärkten Bemühungen, endlich selbst zum Zug zu kommen.

Die Lösung kommt aber aus einer Bewegung in der Gegenrichtung: weder um den Hammer zu kämpfen noch resigniert den Amboss zu spielen, sondern auszudrücken, was zuschanden geschlagen wird; sich zu verabschieden von der Vorstellung, Liebe ließe sich erzwingen, notfalls auch sich trennen von Menschen und Situationen, in denen das Leben eingeengt wird auf den Zwang, Täter zu werden, um nicht Opfer zu bleiben.

Die Konfliktanalysen und Lösungsvorschläge auf den folgenden Seiten sind aus der Kolumne »Die großen Fragen der Liebe« im *ZEITmagazin* hervorgegangen, die auf Anregungen von Stefan Lebert und Tillmann Prüfer zurückgeht, denen ich für die anregende Zusammenarbeit danke. Eine Auswahl der dort erschienenen Kurztexte ist unter dem Titel »Lässt sich Sex verhandeln« bereits 2009 im Gütersloher Verlagshaus erschienen.

Wolfgang Schmidbauer

Darf er ein Angeber sein?

»Die würde ich nicht aus meinem Bett schmeißen«, pflegt er zu sagen, wenn er eine schöne Frau sieht. Dabei ist er seit vielen Jahren ein treu sorgender Familienvater, der – soviel seine Frau weiß – noch nie fremdgegangen ist. Sie ärgert sich über solche Ausdrücke und bemerkt auch, dass sie in den Wochen danach deutlich weniger Lust hat, mit ihm zu schlafen. »Ich weiß nicht, warum du immer so angeben musst!«, sagt sie. Er dagegen: »Du nimmst das alles viel zu ernst, hast du denn gar keinen Humor?«

ERSTE ANTWORT:

Zu den kniffligsten und gleichzeitig unverzichtbaren Leistungen einer Partnerschaft gehört die Einigkeit darüber, was komisch ist. Wenn ein Partner eine säuerliche Miene zieht, sobald der andere einen Scherz macht und alle am Tisch lachen, sehen wir eine Risikobeziehung, die in ihrer Fähigkeit beträchtlich geschwächt ist, mit den Lasten des Alltagslebens umzugehen und sich periodisch von ihnen zu befreien. *Humor ist, wenn man trotzdem lacht!,* sagt das Sprichwort. Der, dem getrotzt wird, darf aber nicht der Liebespartner sein, im Gegenteil: Es ist unerlässlich, gemeinsam mit ihm zu lachen, nicht *gegen* ihn. Wenn also der Mann in diesem Beispiel an einer Redeweise festhält, die seine Frau sexistisch findet und die ihr den Eindruck vermittelt, ihr Mann wünsche sich andere Frauen im Bett als sie, macht er einen Fehler. Doch sie könnte ihn freilich besser darauf ansprechen, wenn sie über ihre Kränkung und ihre Unlust spricht, nicht über seine Angeber-Masche.

ZUM VERSTÄNDNIS:

Unser Mann tut so, als ob er jeden Tag mehrmals damit beschäftigt wäre, Frauen aus seinem Bett zu werfen. Jetzt steht die Ausnahmefrau vor ihm. Angesichts ihrer Attraktivität nimmt er von diesem Routineverhalten Abstand. Dieser behauptete Überfluss weckt den Verdacht, dass er Mangel leidet, das aber nicht zugeben möchte.

Es gibt eine Anekdote aus dem Mittelalter dazu, welche diesen Trick anschaulich macht. Eine Stadt war von Belagerern eingeschlossen; die Bürger hatten nichts mehr zu essen und waren nahe daran, sich zu ergeben. Es gab kein Brot mehr und als einziges Schlachttier das Schwein des Bürgermeisters, das bisher als letzter Notvorrat verschont geblieben war. Der Magistrat ließ die Sau schlachten, nach allen Regeln der Kunst braten – und warf sie über die Mauer. Wir wollten sie aushungern, und sie schmeißen uns gemästete Säue zu!, dachten die Belagerer und zogen ab. Die

Stadt war gerettet und setzte der Sau des Bürgermeisters ein Denkmal.

Die verschwenderische Geste aus drückender Not wehrt Gefahren ab. Sie leugnet eine Kränkung durch manische Inszenierung. Wer etwas nicht hat und es dringend bräuchte, fühlt sich armselig. Er beneidet jene, die seiner Vorstellung nach im Überfluss leben. Er versucht, sie zu übertreffen, indem er wegwirft, was sie begehren. Gut möglich, dass sich der Mann in unserem Beispiel von seiner Frau abhängig fühlt und sich von ihr mehr erotische Aktivität wünscht. Das kann er nicht nur nicht zugeben, er setzt auch noch eines drauf, macht sich zum Hypererotiker, der sich vor Angeboten kaum retten kann.

In seinem Mangel übersieht er jedoch, dass seine Frau ebenso kränkbar ist wie er. Nichts gegen seine Ironie, aber sie kann nicht zu dem erwünschten Erfolg führen. Wer hofft, mehr Aufmerksamkeit von einem Partner zu gewinnen, indem er diesen eifersüchtig macht, erreicht nicht selten das Gegenteil. Verlustangst und Kränkung führen dazu, dass der Partner sich in sich zurückzieht und seine narzisstischen Wunden leckt. Aber warum werden solche Mobbing-Szenen häufiger?

In traditionellen Kulturen sind Männer und Frauen weniger auf wechselseitige Bestätigung angewiesen als in der Moderne. Da in einer traditionellen Gesellschaft die Geschlechter in getrennten Welten leben, verstehen Männer zu wenig von Frauen, Frauen zu wenig von Männern, um ein Urteil zu fällen wie das über den »Angeber«. Männer wurden von Männern beurteilt (welche solche Formen der Protzerei gelassener hinnehmen, aber auch weniger Mitleid haben, wenn ein Angeber auf die Nase fällt).

Mobbing-Konflikte hängen damit zusammen, dass Männer und Frauen versuchen, in gegenseitiger Entwertung eigene Selbstunsicherheiten zu beseitigen. Ein relativ häufiges Thema dieser wechselseitigen Entwertung ist die Frau, die den Mann als Angeber hinstellt. Er protzt mit einem Phallus, den er nicht hat; sie stutzt ihn zurecht. Je mehr sie stutzt, desto mehr muss er protzen; je mehr er protzt, desto mehr muss sie ihn stutzen.

Die Frau ist nicht stolz auf ihren Gockel, sondern rupft ihm die Federn aus und bedauert diese Tat, kaum ist sie geschehen. Der intakte Gockel hat ihr doch noch besser gefallen als der gerupfte, der obendrein in ihr Schuldgefühle weckt. Wie sagte Marlene Dietrich? »Frauen wollen immer die Männer ändern. Und wenn ihnen das gelungen ist, sind die Männer nicht mehr attraktiv!«

Zum Verständnis dieser Mobbing-Dynamik sind die Modelle des pharisäischen und des kannibalischen Narzissmus hilfreich.

Die Szene, in der ein Pharisäer angesichts des Nicht-Pharisäers betet: »Herr, ich danke dir, dass ich nicht so bin wie dieser!«, spiegelt eine eher unschädliche Form der Selbst-Stabilisierung. Im pharisäischen Stadium wird die Entwertung des Nicht-Ich eingesetzt, um den eigenen Glanz zu erhöhen, indem man sich vor einen dunklen Hintergrund stellt. Der pharisäische Narzissmus ist universell; seine allgemeinste Form sind die Überlegenheitsgefühle der Männer über die Frauen (und umgekehrt).

Der Pharisäer spaltet seine Beziehung zu den Personen nicht, über die er sich erhebt. Er rechnet nicht damit, dass sie würdigen, wodurch er sich über sie erhebt. Daher kann der pharisäische Narzissmus auch in der Distanz gedeihen; er manifestiert sich etwa in gleichgeschlechtlichen Gruppen, wo Männer über »die Weiber« herziehen, Frauen über »die Kerle«. Die an anderer Stelle beschriebenen Paarkonflikte angesichts der Freunde oder Freundinnen eines der Partner stehen bereits im Übergangsfeld von pharisäischem und kannibalischem Narzissmus. (Vergleiche auch Seite 172, »Die Bloßstellung vor den Freunden«).

Die kannibalische Dynamik setzt ein, wenn das Selbst so in Bedrängnis gerät, dass es sich über jemanden erhebt, mit dem es verbunden ist. Dann entwerten Mitarbeiter einen Chef, von dessen Lob sie sich abhängig fühlen – oder Ehepartner ihr Gegenüber. In eben der Geste, durch die ich meine Überlegenheit über das Minderwertige neben mir aufbauen möchte, verzehre ich mein eigenes Selbstgefühl wie der Kannibale seinesgleichen. Die zornige Frau mag davon träumen, ihren Frosch durch energischen Wurf in einen Prinzen zu verwandeln. Das Ergebnis ist stets ein beschädigter Frosch, dessen Schaden signalisiert: Auch du bist keine Prinzessin.

In Spätstadien einer gescheiterten Beziehung lässt sich meist nicht mehr klären, wer mit dem Mobbing angefangen hat. Manche Berater behaupten einfach, dass jede Beziehung wie eine GmbH behandelt werden sollte, in der jeder der Partner die Hälfte der Anteile hält, nicht mehr, aber auch nicht weniger. Diese Auffassung ist ein nützliches Argument gegen sinnlose Zuschreibungen aller Verantwortung für das Scheitern an den jeweiligen Gegner. Aber sie ist ein Einwand, keine Theorie. Es braucht, wie das Sprichwort sagt, *nur einen Feind für einen Krieg.*

ZUR THERAPIE:

Viele Paare streiten über die Verteilung der Hausarbeit, den Umgang mit den Kindern, über finanzielle oder sexuelle Ansprüche. Sie erkennen in der Therapie, dass es nicht so sehr um diese Probleme geht als um einen uneingestandenen, nicht ausgesprochenen Mangel an wechselseitigem Interesse, an Einfühlung und Bestätigung. Das hier wurzelnde *Zuwenig* wird durch Vorwürfe verschlüsselt.

Mit dieser Einsicht ist ein erster Schritt gemacht. Danach geht es darum herauszufinden, auf welchen Wegen die belebende wechselseitige Versorgung mit narzisstischer Bestätigung versickert ist. Es ist wie in einem Wasserwerk, wo nur ein Bruchteil des aus den Brunnen gepumpten Wassers bei den Verbrauchern ankommt, weil Leitungen schadhaft sind.

In den meisten Fällen haben sich die Partner zusammengetan, weil sie sich davon ein besseres Leben erwarteten. Was ist geschehen? Wo haben sie sich verloren, und warum haben sie den Schaden nicht repariert, unter dem sie doch beide leiden? Auf dem Weg zur Klärung solcher Fragen müssen oft abergläubische Vorstellungen durchgearbeitet werden, in denen sich Rachethemen mit einer verqueren Erziehungshaltung gegenüber dem Partner mischen. Er hat mich enttäuscht, also darf, ja muss auch ich ihn enttäuschen, dann merkt er, wie weh das tut, und bessert sich! Er hat mich mit meinen Sehnsüchten und Zärtlichkeitswünschen im Regen stehen lassen, also führe ich ihn unter die Traufe, geschieht ihm recht, wenn er noch nasser wird!

Er hat angefangen! Er tut doch auch! Solange er sich nicht ändert, denke ich nicht daran, mich zu ändern! Schulhofargumente sind auch bei sonst gebildeten und vernünftigen Personen ganz normal, wenn sie in ihren Erwartungen an einen Liebespartner gekränkt worden sind.

Du Angeber steht für eine Situation, in der einer der Partner seine narzisstischen Defizite durch Selbsterhöhung und Selbstaufblähung kompensieren möchte, was den anderen dazu bewegt, ihn möglichst zu entwerten und klein zu halten. Je lauter der Hahn kräht, desto mehr bunte Federn werden ihm ausgerissen. Der Therapeut vertritt demgegenüber energisch das Prinzip des Austauschs. Die Liebe nährt sich von der Liebe. Der sicherste Weg, mehr von einem Partner zu bekommen, ist, diesem mehr von dem zu geben, was er sich wünscht. Wer sich nicht blind und taub macht, weiß um diese Wünsche des Partners.

Wenn er jetzt unter dem Einfluss der Therapie versucht, sie zu erfüllen, wird er nicht immer Erfolg haben. Menschen tun sich unterschiedlich schwer, Liebesenttäuschungen zu vergessen und zu verzeihen. Manche gleichen Nomaden, die unverwüstliche Schüsseln aus Metall benutzen, die nicht zerbrechen und ausgebeult werden können; andere verhalten sich wie Sesshafte, deren Geschirr aus Ton oder Glas in Scherben zerfällt und nicht mehr gekittet werden kann.

Die Partner müssen also lernen, sich für einen längeren Heilungsweg zu rüsten. Jeder für sich sollte den Vorteil des guten Gewissens erkennen, wenigstens *seinen* Teil zu leisten, *seine* Rolle des um liebevolles Verhalten bemühten Partners konsequent zu spielen, gleichgültig, ob das belohnt wird oder nicht. Dann kann auch das Gegenüber klären, ob die Beziehung noch hält und ausgebeult werden kann oder ob sie zerbrochen ist und die beste Lösung darin besteht, die Splitter zu entsorgen und sich nicht immer wieder daran zu verletzen.

Im Hausrat der meisten Paare mischen sich unzerbrechliche und zerbrechliche Gefäße für die unentbehrliche Bestätigung. Wenn sie alle zusammen in einem Sack stecken, wenn manches zerbrochen, anderes intakt oder nur zerbeult ist, hilft es viel, die Bestände zu sortieren und herauszufinden, ob genug Brauchbares bleibt, sobald erst einmal die Scherben weggeräumt sind.

Muss er sich ändern?

Sie sind schon lange zusammen, haben viel miteinander unternommen und immer viel Spaß gehabt. Sie mag sein unkonventionelles Wesen – auch weil sie mit starken bürgerlichen Werten aufgewachsen ist und stets das Gefühl hat, einen etwas zu spießigen Blick auf das Leben zu haben. Was er mit seinem Geld macht, hat sie nie interessiert. Dann ziehen sie zusammen. Er kauft sich einen teuren CD-Player und gibt freizügig Geld aus, das er eigentlich für die Steuererklärung zurücklegen sollte. Ständig verschlampt er wichtige Dokumente. Sie ist von seiner Unorganisiertheit plötzlich schwer genervt. Er verteidigt sich: »Das ist eben die Kehrseite von all den guten Eigenschaften, die du an mir schätzt. Wenn du mich liebst, musst du auch das lieben.« »Nein«, sagt sie, »wenn du mich liebst, wirst du dich ändern.«

ERSTE ANTWORT

Eine klassische Pattsituation, Folge des Realitätsschocks, den Paare oft nach dem Zusammenziehen verarbeiten müssen. Wichtig ist es, solchen Konflikten die rechthaberische Seite zu nehmen und die dahinterstehenden Ängste zu erkennen. Dann werden sie eine Übung im liebevollen Umgang mit den Schwächen des Partners. Das wird sehr erleichtert, wenn ganz klar ist, dass jeder erwachsene Mensch für die Folgen seiner Handlungen verantwortlich ist. Sobald die Frau in diesem Beispiel sicher ist, dass sie ihrem Mann nie und nimmer mit ihren Ersparnissen aushelfen wird, muss auch er nicht mehr fürchten, von ihr in einen menschlichen Sparstrumpf verwandelt zu werden. An sich gefällt mir sein Argument, dass gute Eigenschaften auch eine Schattenseite haben, aber er darf es so wenig übertreiben wie sie ihre Ansprüche.

ZUM VERSTÄNDNIS

In unserem Beispiel überschätzt der Mann seine Finanzkraft ebenso wie seine Fähigkeiten, schnell mal weggelegte Unterlagen auf den ersten Griff in der Hand zu halten. Wenn er die damit verbundenen Niederlagen bei einer anderen Person beobachten würde, wäre für ihn klar: selbst schuld, warum hat der andere nicht besser aufgepasst, fällt nicht in meine Zuständigkeit, wer hoch hinaus will, kann auch tief fallen.

Bei der Frau hingegen wecken die so leicht vorauszusehenden Niederlagen und Finanzkatastrophen ihres Mannes weniger spöttische Abgrenzung als Mitleid und vor allem Schuldgefühle. Warum hat sie ihn nicht aufgehalten, warum hat sie ihn nicht davor bewahrt, was kann sie tun, dass ihm das nicht wieder passiert?

Ich habe das einmal auf die Formel gebracht: Die charakteristische Reaktion der Frau auf den gestörten Narzissmus des Mannes ist das Schuldgefühl.[1] Diese Dynamik macht auch verständlicher, weshalb sie durch sein Verhalten unter inneren Druck gerät und dieses unbedingt abstellen möchte.

Umgekehrt kann der Mann seine Frau in eben diese Richtung manipulieren, indem er zum Kind wird, seit er weiß, dass sie auf ihn aufpasst und sich um ihn sorgt. Vielleicht hat er bisher solche regressiven Neigungen mehr in Schach gehalten als jetzt. Männer und Frauen reagieren in diesem Punkt oft unterschiedlich. Töchter sind in der Regel sehr viel eher bereit, den mütterlichen Haushalt zu verlassen; sie erleben das als Freiheitsgewinn und als Schritt zu einer Selbstständigkeit, auf die sie stolz sind. Söhne hingegen erleben vor allem den Verlust an Versorgung mit sauberer Wäsche und warmen Mahlzeiten; stolz sind sie beispielsweise auf sportliche Erfolge oder ihre neue Kamera.

Solche Unterschiede in der Adoleszenz führen dazu, dass ich immer wieder Geschichten von entnervten Müttern höre, die ausziehen und den erwachsenen Söhnen die bisherige Familienwohnung für eine Studenten-WG überlassen, weil diese das Hotel Mama nicht hinter sich lassen können.

Junge Frauen sind jungen Männern in ihrer Bereitschaft überlegen, für einen Arbeitsplatz den Wohnort zu wechseln. Nach dem Gesagten verwundert das nicht mehr, ist aber ein Schlag gegen Biologisten, welche Männern eine genetische Überlegenheit im Erschließen weiterer Jagdgründe nachsagen und die Frauen in dem engen Kreis um den heimischen Herd ansiedeln wollen.

Während sich die Menschen-Männchen in ihren Höhlen verstecken, ziehen die Menschen-Weibchen hinaus in eine Ferne, welche die Männer mehr ängstigt als sie. Seit 1990 sind viele junge Arbeitskräfte aus der früheren DDR in den Westen gewandert. Aber es waren nur 37 Prozent von ihnen Männer.

Mir scheint, dass es nicht Schwarzseherei, sondern Realismus ist, auf die Sackgasse hinzuweisen, in die das »starke« Geschlecht geraten ist. Um die Kränkung zu verarbeiten, dass Körperkraft am Arbeitsplatz nicht mehr zählt, müssten die Männer trauern können, Humor entwickeln, ihre Rückstände und den Vorsprung ihrer Frauen erkennen und ertragen. Aber all das haben sie nicht gelernt, denn sie hatten keine Väter, die ihnen dabei helfen konnten.

So müssen sie mit den leisen und unvollkommenen Mitteln der Selbsterkenntnis daran arbeiten, sich neu zu orientieren und dabei zu bleiben, dass auch ein Vater, der nicht allen Ansprüchen von Mutter und Kind genügt, weit besser ist als gar keiner. Wenn solche Väter in den Familien ihren Platz behaupten und an den Söhnen dranbleiben, könnten aus diesen Männer werden, die sich nicht dort gekränkt zurückziehen, wo sie nicht die größten sein dürfen.

Liebe verändert Menschen, indem sie Menschen so annimmt, wie sie sind. Wer sich aus Angst verändert, Liebe zu verlieren, beweist nicht die Stärke, sondern die Unsicherheit seiner Liebesbeziehung.

Daher finde ich den oben geschilderten Streit zwischen Mann und Frau sehr positiv: Beide kämpfen um die eigene Sicht auf die Liebe. Er gibt ebenso wenig eilig nach, um sie bei Laune zu halten, wie sie sein störendes Verhalten wegsteckt und tut, als ob nichts wäre. Beides wäre in seinen Nach- und Nebenwirkungen problematischer als die jetzt eingetretene Pattsituation.

Auf die Frage, ob sich der Mann aus Liebe zu seiner Frau ändern soll, ist somit nur die typische Antwort möglich: Es kommt darauf an! Wenn er es freiwillig tut, weil er einsieht, dass sie recht hat, ist es gut für ihn und für sie. Wenn er sich aber unterdrückt und – siehe den »Angeber« auf Seite 19 – seiner unentbehrlichen Buntfedern beraubt fühlt, ist es nicht gut für ihn und in den Folgen auch nicht für sie.

In der Therapie würde zunächst geklärt, ob sich der Mann wirklich mehr gehen lässt, seit er ihre Fürsorge spürt. Ob er wirklich Ansprüche an sie richtet, seine Schlamperei und Verschwendungssucht auszugleichen, indem er beispielsweise tagelang schlecht gelaunt ist über den geplatzten Dispo-Kredit, bis sie schließlich behaupten muss, sie zücke aus eigenem Interesse ihre Kreditkarte.

An dieser Stelle klärt sich auch meist, ob die Selbstgefühlsdefizite in einem Paar so ausgeprägt sind, dass die krummen Geschäfte gar nicht aufgegeben werden *können*. Manche Männer *müssen* trinken oder Geld verschwenden, um ihre Selbstgefühlsdefizite zu kompensieren; manche Frauen *müssen* für solche Männer sorgen und so Liebesleistungen erbringen, mit denen sie über ihre egoistischeren Geschlechtsgenossinnen triumphieren. Eine Therapie kann dieses prekäre Gleichgewicht gefährden. Nicht jeder Süchtige hat die Kraft, sich von seinem Suchtmittel zu trennen. Ebenso wenig kann jede Co-Alkoholikerin diese Energie aufbringen, solange sie an dem Stolz hängt, es bei einem Mann auszuhalten, den jede andere bereits verlassen hätte.

Von der Angst davor, (nur) ein Trostpflaster zu sein

Die beiden haben sich kennengelernt, kurz nachdem seine langjährige Beziehung zerbrochen war. Sie ist sehr in ihn verliebt, hat aber manchmal das Gefühl, dass er noch sehr an seiner ersten Frau hängt und sie als Trostpflaster benutzt. Sie weiß nicht, ob er sie nur als Übergangsfrau sieht, bis es ihm wieder besser geht. Er streitet das ab, aber sie wird das Gefühl einfach nicht los, nur eine Ausflucht zu sein.

ERSTE ANTWORT:

In früheren Zeiten hatte es die Romantik auch deshalb leichter, weil die Lebenserwartung geringer war. Solange viele Frauen im Kindbett starben und Männer im Krieg, erfüllte sich die Sehnsucht öfter, erster, einziger Gegenstand von Liebe und Bindung zu sein. Dieses freilich um einen Preis, den heutige Liebende nicht bedenken, wenn sie sich fragen, ob sie nur Zwischenstation, Lebensabschnittspartner oder Trostpflaster sind. Zur Liebeskultur der Gegenwart gehört liebevoller Umgang mit früheren Beziehungen und ihren Spuren im Leben des Partners. Der vielleicht größte Dichter der Liebe, William Shakespeare, vergleicht die gegenwärtige Geliebte mit einem Grab, in dem alle früheren Lieben begraben sind. Das in Würde zu tun erfordert Selbstvertrauen und Geduld – und niemand, dem an einem anderen Menschen etwas liegt, sollte sich schämen, Trostpflaster für dessen Kränkungen und Verluste zu sein. Das macht es dann auch leichter, sich Entsprechendes vom Gegenüber zu wünschen.

ZUM VERSTÄNDNIS:

Wenn mein Partner vor mir andere liebte, ist das ein Anlass zum Vergleich, zur Rivalität. Bin ich besser? Werde ich mehr geliebt? Der Rivale war vor mir da. Er hat vielleicht die Jungfernschaft geerntet, tolle Reisen gemacht. Er ist nur noch Erinnerung, zugegeben. Aber Erinnerungen können sich verklären. Kann da standhalten, was real zwischen uns geschieht?

Rivalität ist leicht zu wecken und schwer zur Ruhe zu bringen. Zu lange war es für das Überleben beweglicher Wirbeltiere wichtig, schneller als andere Beute zu erhaschen und Erobertes rücksichtslos zu verteidigen. Die Kultur hat diese animalischen Schichten notdürftig überformt. Rücksichtnahme und die Bereitschaft zum Verzicht sind aber nicht einfach und oft nicht ohne die Drohung zu haben, dass dem Rücksichtslosen Nachteile erwachsen. Ein Tag hinter dem Steuer eines Fahrzeugs im Straßenverkehr einer Großstadt belegt das zur Genüge.

Angesichts eines so existenziellen Themas wie der Liebe sagt uns dieser Impuls: Du musst der Erste sein, das Ein und Alles. Um diese Wünsche besser zu verstehen, müssen wir ein wenig ausholen und uns mit einem unglaublich wichtigen Schritt in der menschlichen Evolution beschäftigen, dessen Folgen uns bis heute plagen: Wir sind *biologisch* von einer Evolution strukturiert, in der wir als Jäger und Sammler von der Hand in den Mund lebten, *kulturell* aber von dem Schritt der Jungsteinzeit zu Ackerbau, Viehzucht, Grundbesitz, Städtebau und sozialem Kastenwesen.

Jäger und Sammler haben kein Problem mit Trostpflastern; sie kennen es nicht anders. Der Jäger, der am Morgen erwacht, hat keine Angst zu verhungern, sondern er hat Hunger. Der Bauer hingegen hat keinen Hunger, denn sein Kornspeicher ist voll – aber er hat Angst, dass etwas geschehen könnte, was ihm den Kornspeicher leert oder der nächsten Füllung im Weg steht. So plakativ ist es in der Realität gewiss nicht immer, aber das Prinzip ist erkennbar.

Wer hungrig aufwacht, hat eine klare Orientierung: Er muss etwas Essbares sammeln oder erbeuten. Wenn ihm das gelingt, ist er für diesmal satt. Vorräte anzulegen ist in den Lebensräumen der Altsteinzeit – den tropischen Wäldern und Savannen – nicht möglich. Der Schlaf des Jägers mag von Träumen großer Beute oder Ängsten vor dem

Rachen des Tigers gestört sein, aber er ist doch weitgehend frei von den Ängsten, die im Perfektionismus wurzeln und beispielsweise zu der Überlegung führen, eine Beziehung sei nicht gut genug, weil sie zwar für den Moment befriedigend ist, aber die an sie gerichteten narzisstischen Ansprüche nicht erfüllt.

Die Frau in diesem Beispiel ist unsicher, ob sie gut genug ist, als Frau, als Geliebte. Daher wünscht sie sich, nicht nur die gegenwärtig *Einzige* zu sein, sondern auch die *Erste.* Sie schielt nach einer femininen Analogie zu der Forderung nach einer jungfräulichen Braut.

In heutigen Beziehungen übernehmen Frauen männliche Klischeevorstellungen. Die Frau erwartet sozusagen, dass ihr Mann noch eine »Jungfrau« ist und sie die erste Frau, die ihn in die Liebe einführt. Er ist aber definitiv ein Mann mit Vergangenheit. Sie ist auf einem gefährlichen Weg, wenn sie ihm unterstellt, dass er sie anlügt. Sie mutmaßt, dass ihre Vorgängerin dieses unerreichbar Gute bekommen hat, während sie mit einem Platz am Katzentisch zufrieden sein und die Abfälle verzehren soll.

ZUR THERAPIE:

Auf den ersten Blick stört die Frau durch ihren Verdacht die Beziehung. Auf den zweiten stellt sich die Frage, was er tut, um sie von ihrer Trostpflaster-Fantasie abzubringen. Er redet ihr anscheinend

zu, sein Dementi zu glauben. In einer Therapie müsste genau untersucht werden, *wie* er das tut, ob die Frau gute oder schlechte Gründe hat, an seiner Liebe zu zweifeln.
Beides ist wahrscheinlich der Fall: Er ist nach einer Enttäuschung vorsichtiger, als er es ohne diese Vorgeschichte wäre. Sie ist angesichts dieser Situation anspruchsvoller, als sie es ohne sie wäre. Beide stimulieren sich in ihren Zweifeln und Unsicherheiten.
Wenn er erst einmal denkt: Diese Frau ist unersättlich, da war die erste Freundin doch besser, ist der Graben tiefer geworden. Der therapeutische Ausweg ist die Gegenwart. Liebe ist immer Gegenwart, Lieblosigkeit oder Liebeserfüllung spielen sich im Augenblick ab. Nur in der gegenwärtigen Beziehung kann etwas verändert werden. Alles, was über Vergangenheit und Zukunft geredet wird, ist Symbol für das Kräftespiel der Gegenwart.
Daher würde die Therapie davon ausgehen, dass die Exfrau des Mannes eine Chiffre ist, eine symbolische Formel, mit der sich die Liebenden täuschen. Sie hilft ihnen, eine Auseinandersetzung zu vermeiden, in der es darum gehen könnte, in der Beziehung ganz Gegenwart zu sein, Vergangenheit und Zukunft zu vergessen, nur das Gegenüber zählen zu lassen.

Darf er sich bei ihrer Mutter ausweinen?

Seit drei Jahren sind sie nun ein Paar. Niemand hätte gedacht, dass die beiden sich plötzlich trennen würden. Am allerwenigsten er. Es war ein regelrechter Schock für ihn, als seine Freundin ihm eines Abends mitteilte, dass sie ihn nicht mehr sehen wolle. Er kann ihre Entscheidung einfach nicht verstehen. Es schien doch alles in Ordnung zu sein. Er beschließt, mit ihrer Mutter über die Sache zu sprechen. Immerhin hat er sich stets gut mit ihr verstanden, und sie hatte ihn schon als ihren zukünftigen Schwiegersohn im Auge. Als die Mutter an diesem Tag überraschend Besuch von ihrer Tochter bekommt, sieht diese ihren Freund auf dem Sofa sitzen. Die Tochter ist außer sich vor Wut und fühlt sich von Mutter und Exfreund hintergangen.

ERSTE ANTWORT:

Die Bindungskraft von Blutsverwandtschaft wird überschätzt. Blut mag dicker sein als Wasser, aber Familien sind von Hassliebe durchtränkte Systeme, wie nicht zuletzt die Kriminalstatistik lehrt. Mit solchem Wissen ausgerüstet, kann die Frau in diesem Fall vielleicht besser verstehen, dass ihre Mutter die plötzliche Abscheu gegen ihren Freund keineswegs teilt. Im Gegenteil: Sie macht ihm ein (abgemildert) unmoralisches Angebot. Das ist ärgerlich, aber kein Zeichen eines Charakterfehlers. Eltern haben das Recht, frei zu entscheiden, wer auf ihrem Sofa sitzen darf. Die Mutter sollte sich allerdings fragen, ob sie unterschwellig mit ihrer Tochter um die Rolle der besseren Frau rivalisiert und ihr so etwas aus Zeiten heimzahlt, in der die Tochter versuchte, die Mutter bei dem Vater auszustechen.

ZUM VERSTÄNDNIS:

In den meisten kulturellen Überlieferungen ist die sexuelle Beziehung zwischen einem Mann und einer Frau auch ein Bund zwischen zwei Familien. Jede Familie möchte wachsen, legt allerdings auch Wert auf *standesgemäße* Partner/Partnerinnen von Tochter oder Sohn. Dieser Anspruch der Familie wirkt heute veraltet, vor allem, wenn er – wie in den arrangierten Ehen – nach dem Motto gehandhabt wird, *man isst, was auf den Tisch kommt.* Das heißt nun aber nicht, dass die Eltern junger Männer und Frauen nicht mehr als ein Auge darauf haben, dass keine unpassenden Partner ins Haus kommen.

Solange das diskret geschieht, die Eltern warten, bis

ihr Urteil über den Neuzugang angefragt wird, und sich zurückhaltend äußern, wird niemand etwas einwenden. Aber wenn das Verhältnis zum eigenen Kind bereits angespannt ist, wird der Neuzugang zum Konfliktverstärker. (Vergleiche Seite 137 »Ein unmoralisches Angebot des Schwiegervaters«.)

Da alle leidenschaftlichen Bindungen in unserem Nervensystem von *einer* Zentrale gesteuert werden, weckt die sexuelle Liebe immer auch Elemente der frühen Abhängigkeitserfahrungen. Das macht in den Zeiten einer evolutionstheoretisch fundierten Neurowissenschaft Aussagen der Psychoanalyse wieder so modern. Der *Ödipuskomplex* besagt, dass die kindlichen Leidenschaften und Ängste Nervenbahnen im Gehirn prägen. Die Liebe der Erwachsenen nimmt diese frühen Elemente in sich auf. Sie kann von ihnen getragen, aber auch gestört werden.

Wenn beispielsweise die Tochter mit der Mutter um die Liebe des Vaters rivalisiert, wird sie – selbst Mutter einer Tochter geworden – in der Rivalität mit ihrer Tochter um den Vater Elemente der *eigenen ödipalen* Erfahrung beleben. Wenn sie sich als Tochter sicher fühlte, weil sie sich von beiden Eltern vorwiegend geliebt erlebte, kann sie sehr viel besser damit umgehen, dass die Tochter *spaltet,* indem sie etwa behauptet, die Mutter sei entbehrlich, sie liebe den Vater und werde diesen auch heiraten. Einer normalen Mutter ist klar, dass solche schwarz-weißen Skizzen ausschließlich guter/böser Personen kindlich sind. Erwachsene akzeptieren, dass Leidenschaften ambivalent sind und das Vorhandensein von Liebe Aggression so wenig auslöscht wie umgekehrt.

Um auf das Beispiel oben zurückzukommen: Die Reaktion der empörten Tochter spricht dafür, dass sie eine Erlebnisform wenig verankern konnte, die Triangulierung (Dreieckwerdung) genannt wird. Ein solches Erlebnisdreieck ist für die Entwicklung seelischer Reife notwendig; durch seine Hilfe können wir uns von der primitiven Spaltung distanzieren. Emotionale Kerne einer solchen Steuerung unserer Leidenschaften entstehen, wenn sich ein Kind in seinen Trotz- und Hassreaktionen angenommen fühlt. In diesem Fall ist die Reife des Erwachsenen, der dem Kind nicht mit gleichem Hass heimzahlt, das dritte Element; in anderen Fällen, wenn ein Elternteil hasserfüllt auf das hassende Kind reagiert, kann der andere Elternteil oder ein Verwandter eingreifen und eine triangulierende Erfahrung ermöglichen.

Durch solche Erfahrungen wird Abstand zu den primitiven Spaltungen aufgebaut, die in der abrupten Trennung der Frau von ihrem Freund ebenso deutlich werden wie in ihrem Vorwurf, die Mutter hätte sie verraten. Umgekehrt ist es durchaus möglich, dass auch die Mutter wenig einfühlend mit ihrer Tochter umgegangen ist und diese nur geringe Möglichkeiten hat, Ärger über den Freund anders kundzutun als durch den Abbruch der Beziehung. Was in allen Beziehungsratgebern als *konstruktive Kritik* gelobt wird, setzt ausreichende triangulierende Erfahrungen voraus. Die Leidenschaften müssen sich der Vernunft insofern unterworfen haben, als nicht angesichts der ersten Kränkung *alles aus* ist.

Das Paar und die Mutter der Frau spielen zusammen ein Stück, das wir *Auf der Suche nach dem erlösenden Dritten* nennen könnten. Der Mann sucht in der Mutter seiner Freundin eine Dritte, die ihm erklärt, was er längst hätte wahrnehmen müssen, wenn er wirklich in der Lage gewesen wäre, die Probleme seiner Freundin, ihr Schwanken zwischen völliger Hingabe und totalem Rückzug zu verstehen und ihr da herauszuhelfen. Die Mutter lässt sich auf dieses Gespräch ein, da sie selbst ihre Tochter nicht versteht, die einen so lieben Mann verlassen will. Und die Tochter versteht nicht, wonach ihr Exfreund da sucht, und fühlt sich von ihrer Mutter verraten.

ZUR THERAPIE:

Paartherapie bezieht einen Teil ihrer Wirkung daraus, dass sie eine triangulierende Erfahrung anbietet. Der Therapeut verkörpert die Vernunft und die Möglichkeit, gespaltene Gefühle in sich aufzunehmen und sie gleichzeitig existieren zu lassen. So gelingt es auch den Partnern eher, negative Gefühle nicht mehr deshalb abzuspalten, weil sie diese für unvereinbar mit ihrer Fantasie totaler Harmonie und liebevoller Verschmelzung halten.

Das Versagen der Triangulierung kindlicher Leidenschaften liegt wie ein Liebesfluch auf den Betroffenen. Sie fürchten sich so extrem vor Liebesverlust, dass sie alles tun, um negative Gefühle zu leugnen und Harmonie zu sichern. Das hat zur Folge, dass sie – wenn die Aggressionen ausbrechen – jede Hoffnung verlieren, in eine Beziehung zurückzufinden. Sie müssen diese dann entweder völlig aufgeben oder jener Elemente berauben, die die gefährlichen Leidenschaften wecken. Meist ist das die Sexualität: Sie wird nach ekstatischem Beginn der ersten Kränkung geopfert.

Die therapeutische Haltung richtet sich gegen die *Alles-oder-nichts*-Einstellung des primitiven, von Spaltungen geprägten Narzissmus. Die Geste der Therapie sagt, dass die zweite Chance ebenso gut oder besser ist als eine vertane erste. Wenn es gelingt, die Partner dazu zu bewegen, sich gegenseitig in der Überwindung ihrer Spaltungstendenzen und ihrer Abbruchsreaktionen zu bestärken, kann eine brüchige Fähigkeit zur Triangulierung stabilisiert werden. Den eigenen Anteil an einem Konflikt zu leugnen, ist deshalb so verhängnisvoll, weil so ein Gegenüber destabilisiert wird. Die ganze Last für das Scheitern einer Liebesbeziehung zu tragen bedroht das Selbstgefühl. Wer sie dem Partner aufladen will, sollte sich nicht wundern, wenn sie ebenso vollständig zurückgewälzt wird und die Kommunikation unter Schuldzuweisungen erstickt.

Jeder von uns fühlt sich nicht nur einmal, sondern öfter in seinem Leben von den liebsten Menschen verraten, verlassen, entwertet. Zu erkennen, dass diese Gefühle nicht die ganze Wahrheit sind, kann eine gelassene Sicht auf die Beziehung wiederherstellen. Der Therapeut muss den Weg finden zwischen der Bagatellisierung emotionaler Katastrophen (das bildest du dir nur ein, das ist doch überempfindlich, dir kann es niemand recht machen) und der Unterwerfung unter den Liebesperfektionismus, der ein Schimpfwort, eine Drohung, einen Vorwurf oder – wie in diesem Beispiel – eine unerwünschte Loyalität zur unverzeihlichen Beleidigung stilisiert.

Mit den Kindern ist die Liebe ausgezogen

Auf ihre Freunde wirken sie wie ein glückliches Ehepaar. Die Kinder sind aus dem Gröbsten heraus, sie hat begonnen, wieder freiberuflich zu arbeiten. Er war sich ziemlich sicher, dass alles gut sei. So traf es ihn aus heiterem Himmel, als seine Frau plötzlich mitteilte, sie ziehe aus, es sei vorbei. Nach dem ersten Schock ließ er seine Ehe Revue passieren und musste sich eingestehen: Ja, sie hatten sich zuletzt etwas verloren. Kaum noch gemeinsame Interessen und Abende. Gespräche auf die nötigen Absprachen reduziert. Diese Überlegungen führen ihn zu der Einsicht, dass er sie immer noch liebt. Er sagt es ihr und bestürmt sie, der Ehe eine Chance zu geben. Sie erwidert, dass sie ihn nicht mehr liebt. Er hat nun beschlossen, nicht mehr um sie zu kämpfen.

ERSTE ANTWORT:

Wenn die Kinder selbstständig werden, muss sich ein Paar neu orientieren. Wie Grundeis bei Tauwetter kommen plötzlich Konflikte an die Oberfläche, die unsichtbar blieben, solange die Kinder mehr Aufmerksamkeit verlangten. Die Auseinandersetzungen sind schmerzlich, weil in der Sorge für Kinder auch immer ein Versprechen der Sorge für die Partner mitschwingt, das unerwartet gekündigt wird.

Positiv finde ich, dass unser Beispiel-Mann die Defizite in der Ehe erkannt zu haben scheint. Wenn er seine Frau zurückgewinnen will, kann er aber nicht mehr tun, als ihr zu sagen, dass er sie noch liebt. Partnerschaft beruht auf einer Entscheidung, die eine komplexe Masse von Gefühlen in einer bestimmten Richtung ordnet. Sie beruht nicht auf *einem* Gefühl. Liebe kommt und geht und kann wieder kommen. So darf der Mann durchaus öfter nachfragen, ob sich an der Entscheidung seiner Frau etwas geändert hat, bis er seinen Verlust akzeptieren kann. Respektvolle Beharrlichkeit ist eher angebracht als selbstmitleidige Resignation.

ZUM VERSTÄNDNIS:

In den letzten Jahren hat sich die Scheidungskurve verändert. Nach den Frühscheidungen während der ersten Jahre nach der Geburt scheinen sich die Familienverhältnisse wieder zu beruhigen, bis die Kinder ausgezogen sind. Dann häufen sich erneut die Scheidungen. Die Analyse solcher Spätscheidungen zeigt, dass auch sie in der Regel durch Beschädigungen der frühen Ehe durch das Hinzutreten des Dritten (des Kindes) verursacht worden sind. Diese waren in der Zwischenzeit durch die gemeinsame Zuneigung zum Nachwuchs verschleiert und notdürftig kompensiert. Sie haben aber die Kränkungsverarbeitung zwischen den Partnern so geschwächt, dass diese den Belastungen der Wiederannäherung nicht standhält, welche durch das Ausziehen der Kinder und die Vision eines gemeinsamen Lebensabends entstehen.

Die Sprachlosigkeit von Eltern, die sich in ihrer Ehe fremd fühlen, weil die Kinder alles und die Beziehung zwischen den Partnern nichts mehr zu sein scheint, ist sehr verbreitet. Störungen in der Partnerschaft können nicht verarbeitet werden, da es den Erwachsenen beschämt, bedürftig und abhängig wie ein Kind zu sein. Die Eltern kommunizieren nicht über ihre eigenen »kindlichen« Bedürfnisse und können daher auch nicht entscheidende Qualitäten des reifen Selbstgefühls entwickeln, die ja nicht auf eine Überwindung des Narzissmus hinauslaufen, sondern auf seine Integration.

Diese Erfahrung kränkt das Selbstgefühl intensiv. Wenn die Frau aus scheinbar heiterem Himmel die Beziehung aufkündigt, spricht das für ein ausgeprägtes Bedürfnis nach einer heilen Ehe, geprägt von dem Motto: ganz oder gar nicht, alles oder nichts. Sie hat vielleicht schon seit Langem ihren Mann immer liebloser beobachtet, seine Selbstbezogenheit, seine Trägheit, ihre Probleme und die der Kinder wahrzunehmen und auf diese zu reagieren. In guten Zeiten bewunderte sie ihn dafür, dass er wie ein Fels in der Brandung die Ruhe behielt, wenn alle um ihn herum sie verloren. Jetzt erscheint ihr das nur noch stumpf und empfindungsarm. Mit diesem Klotz will sie nicht alt werden, dann lieber alleine.

ZUR THERAPIE:

Die Kränkung des Mannes durch den Satz »Ich liebe dich nicht mehr!« ist immens und schwer zu verarbeiten. Die Frau versucht, das Ende einer langjährigen, komplexen Geschichte auf denselben Nenner zu bringen, der den ersten Schritt einer Beziehung bestimmt. Sie versucht, diese Beziehung und ihre Geschichte mit ihrem Mann auf null zu stellen, als sei diese gar nicht gewesen. Die Paartherapie müsste herausarbeiten, weshalb sie das tut. Hat sie sich in einen anderen Mann verliebt? Das wäre für den Mann sicherlich verständlicher.

Warum ihm dann nicht reinen Wein einschenken? Die Rede vom Verlust der Liebe hat den Vorzug, dass sie die Frau eher zum Opfer macht als zur Täterin. Die Arme hat etwas verloren – der Mann könnte ihr suchen helfen, aber er findet es ebenso wenig wie sie. Würde die Frau offen sprechen, wäre sie sehr viel verwundbarer, sie wäre dann möglicherweise die Untreue, die sich anderweitig vergnügt, während ihr Mann aushält.

Der Zustand dieser Ehe spricht dafür, dass sich beide schwertun mit Aggressionen. Ärger über den Partner, die Partnerin wird nicht geäußert, sondern durch Rückzug vermieden, bis die Verbindung abgerissen ist und sich die Frau durch ihren Mann eigentlich nur noch gestört fühlt. Die therapeutische Arbeit muss an diesen Vermeidungen ansetzen. Wenn die Partner erkennen, wie destruktiv die Rückzugsstrategie für ihren Dialog und für die gemeinsame Problembewältigung ist, können sie entscheiden, ob sie sich wieder zueinanderkämpfen wollen oder es gut sein lassen.

Die Frau wird sich dann den Aggressionen eines enttäuschten Mannes stellen müssen und kann nicht mehr erwarten, dass er sie über den Verlust der Liebe tröstet und ihr die sich trennenden Wege aus der Ehe ebenso ebnet, wie er es mit dem Weg in die Ehe getan hat. Und der Mann könnte für sein künftiges Leben lernen, dass eine Liebesbeziehung kein Auto ist, das immer da ist, wo man es geparkt hat, fährt, wenn man es anlässt, und in jeder Werkstatt zu überschaubaren Kosten repariert werden kann.

Die laute und die stille Lust

Wie laut darf, muss man beim Sex sein? Sie stöhnt, schreit, manchmal sehr laut. Er ist ganz still, immer. Hat nichts mit dem Empfinden zu tun, sagt er. Er genießt eben still. Geht nicht anders. Sie sagt, sie verstehe das nicht ganz, aber egal. So ist das eben. Ein lautes Tier und ein stilles Tier, sagt sie.

ERSTE ANTWORT:

Ihre Haltung gefällt mir. Man muss dem Partner seine Kauzigkeiten lassen. Trotzdem sollte er sich den einen oder anderen Gedanken machen, warum er so still ist. Er möchte nicht, dass jemand zuhört. Er möchte, dass die Intimität ganz zwischen ihnen beiden bleibt. Seine Freundin muss erraten, was ihm gefällt, während sie ihm reinen Wein einschenkt. Auf der anderen Seite ist er ja einverstanden damit, dass sie schreit, vielleicht gefällt es ihm sogar. Sehr schlimm fände ich, wenn er ihre Lautstärke peinlich fände und sie deshalb zur Rede stellt; wenn die beiden sich laut und still sein lassen können, ist der Rahmen in Ordnung.

ZUM VERSTÄNDNIS:

Zu den Widersprüchen der modernen Liebe gehört, dass Sex ein animalisches Drama ist, keine wohlkontrollierte Veranstaltung, die mit Erwartungen an einen spiegelnden Partner harmoniert. Die Liebe wird nicht besser, wenn jeder an die Erregungskurve des anderen denkt und beide einander den gemeinsamen Orgasmus vorspielen. Wenn aber jeder genau das tut, worauf er Lust hat, und sein Gegenüber als Werkzeug von Luststeigerung erlebt, zapfen beide einen Speicher von Erfahrungen an, die in unserem Nervensystem wurzeln und die Bedeutung der ganzen Veranstaltung für einige Millionen Jahre biologischer Evolution signalisieren.

Sie laufen darauf hinaus, dass Männer und Frauen gerne tun, was sie tun müssen, um das Überleben der Art zu sichern. Sie können es im Prinzip jederzeit mit jeder, mit jedem. Die Funktion ist zu wichtig, um ihr biologische Hindernisse in den Weg zu legen. Selbst die Tatsache, dass Frauen immer können und Männer nur, wenn sie körperlich fit und einigermaßen angstfrei sind, hat ihren guten biologischen Sinn einer Vermehrung der Fortpflanzungschancen. Quantität ist hier kein Gegensatz von Qualität. Beide sind identisch.

Insofern ist das ausdrucksvolle Sexualverhalten der Frau eine ebenso dem Beziehungsunternehmen förderliche Geste wie ihre Toleranz für die Ruhe ihres Partners. Sie lässt sich dessen Begehren nicht nur stumm gefallen, sondern sie bestätigt, wie sehr es ihr behagt, ermutigt es und verzichtet darauf, es wegen des auffälligen Mangels an Spiegel-Funktion zu kritisieren.

Wird die laute Frau das Liebesspiel ebenso genießen, sobald besondere Umstände die Lautstärke peinlich machen – wenn es etwa die Eltern oder die Kinder hören könnten? Wenn ihr das ohne einen heftigen Eindruck von Hemmung und Einschränkung gelingt, würde ich die laute Liebe als Zeichen einer glücklichen Freiheit von Einschränkungen des eigenen Erlebens sehen, als Folge eines freien Umgangs mit ihrer Erotik während ihrer Kindheit verstehen. Wenn sie dann aber plötzlich gar nicht mehr mag und behauptet, sie könne nur mit ihrem Partner verkehren, wenn sie schreien dürfe, sähe ich in ihrer Lautstärke ein Stück magischen Denkens. Wenn sie schreien *muss,* will sie einen Schutzschirm schaffen, der Sexualängste bändigt, indem er eine unwiderstehliche Überzeugungskraft der eigenen Sexualität inszeniert.

ZUR THERAPIE:

Wenn ein Paar die Ausdrucksstärke bzw. -schwäche im Liebesspiel zum Konflikt macht, lohnt es sich durchaus, die Entwicklungsbedingungen der Erotik bei beiden zu untersuchen. Wie prüde waren die Eltern jedes der Partner; wer wurde durch ein Übermaß an Erotisierung während der Kindheit überfordert, wer durch einen Mangel an Zärtlichkeit, Lustfeindlichkeit, Entwertung belastet?

Unsere Erotik erschüttert und verunsichert uns zutiefst. Daher prägt sich das Bedürfnis nach einem Partner stark aus, der uns versteht (»spiegelt«), unser Erleben bestätigt und uns ausdrücklich erlaubt, wofür beispielsweise die Eltern kein Verständnis hatten.

Häufig weckt die erotische Nähe und Intensität schlummernde Abhängigkeitsbedürfnisse, eine Sehnsucht nach Erlebnissen von Liebe und Geborgenheit, die wir als Kinder entbehren mussten. Es wirkt weit hergeholt, aber solche Differenzen im Ausdrucksverhalten während der Liebe sind ein gutes Beispiel dafür, wie wichtig es in vielen Situationen unseres affektiven Lebens ist, Unterschiede zu ertragen und Ängste vor neuen Anforderungen nicht ernster zu nehmen, als sie dies verdienen. Wir können uns ein Paar vorstellen, das mit dem stummen und dem lauten Tier gut umgehen kann, aber auch ein anderes, wo nach Jahren heftigste Vorwürfe auftauchen – etwa: *Die ganze Zeit hat mir in unserer Liebe das Entscheidende gefehlt!* Wir müssen immer wachsam gegenüber der Gefahr bleiben, dass Enttäuschungen nicht verarbeitet werden, sondern den Impuls wecken, das jetzt böse gewordene Objekt zu zerstören. Diese Ungeheuer der Seelentiefe sind schrecklich, es ist aber hilfreich, sie zu benennen, ihre Entstehungsbedingungen kennenzulernen und ein Paar darin zu stärken, dass regressive Inszenierungen an Macht verlieren, wenn sich die Bezugspersonen nicht aus der Ruhe bringen lassen.

Mein Beispiel ist der Dreijährige, der nicht will, dass die Mutter aus dem Haus geht, obwohl der Vater zu Hause ist und bereit, für ihn zu sorgen. Er schreit und weint herzzerreißend, als würde die Welt untergehen, sobald sie ihn verlässt. Wenn jetzt die Mutter unsicher wird, weil sie ihm nicht zutraut, diese regressive Inszenierung zu stoppen, wenn sie lange versucht, ihn zu trösten, schließlich ihren Bus verpasst und unter Termindruck gerät, bestärkt sie ihn in seiner Regression. Wenn sie aber entschlossen sagt: »Papa ist da, und du kannst das ertragen!«, wird der Vater später berichten, dass der Sohn wenige Minuten nach der dramatischen Szene friedlich spielte.

Es ist einzusehen, dass die liebevolle Trennung der Mutter das Kind in seiner Autonomie unterstützt und ihm hilft, selbstständiger zu werden. Wenn die Mutter aber sagt: »Du bist ein böses Kind, die Mama muss weg, und du lässt sie nicht gehen, obwohl der Papa auf dich aufpasst!«, wird diese Entwicklung eines autonomen Selbstgefühls geschwächt.

Die abgegrenzte Haltung »Ich bin da, bin liebevoll, aber ich bin nicht bereit, mich aufzugeben, um regressive Ängste zu lindern« schafft die günstigsten Bedingungen für einen konstruktiven Umgang mit den symbiotischen Wünschen und Ängsten, welche die Liebe wecken kann, nach dem Motto: »Ich kann dir deine Liebe nur glauben, wenn du mich genauso liebst wie ich dich.«

Darf man sich eine schwiegermutterfreie Familie wünschen?

Es gibt Streit über seine Mutter. »Sie weiß alles besser, immer geht es nur um sie, sie redet mir bei den Kindern rein, neulich, als sie auf die beiden aufgepasst hat und wir aus dem Theater kamen, hat sie gesagt: ›Da kommen ja die Rabeneltern!‹«

»Da hat sie doch nur Spaß gemacht. Du musst die alte Frau verstehen. Die Enkel sind ihr Ein und Alles, und sie will eben besonders viel Lob und Dankbarkeit, wenn sie mal aufpasst.«

»Ich weiß schon, deine Mutter ist dir wichtiger, als ich es je werden kann. Ich will auf keinen Fall mehr, dass sie sich bei unseren Kindern einmischt. Ich will sie nicht mehr sehen.«

»Du willst also, dass meine Mutter durch den Enkelentzug depressiv wird!«

ERSTE ANTWORT:

Wünschen ja – in dem Sinn der sicheren Priorität der Ehefrau vor der Mutter, der neu gegründeten Familie gegenüber der alt eingespielten. Aber umgekehrt dürfen sich Söhne und Töchter auch eine harmonische Integration ihrer Eltern in die Partnerschaft wünschen. Da Wünschen nur in Märchenzeiten hilft, hier eine schlichte Regel für den Konfliktfall, die sich an dem Spruch orientiert, den wir an Picknickplätzen in amerikanischen Nationalparks finden: *Litter in, litter out.* Wer etwas mitbringt, muss es auch entsorgen. Familienangehörige sind in einer Partnerschaft Altlasten. Wenn ein Vater seine Kinder zu seiner Mutter bringt, hat er das zu verantworten und muss für die Folgen geradestehen. Er kann von seiner Frau nicht verlangen, die Oma einzubeziehen, wenn sie das nicht möchte. Umgekehrt kann sie die Oma nicht ausgrenzen, wenn er dagegen ist. Die Elterneitelkeit wird gekränkt, wenn jedes Kind einer Familie mit zwei gleichermaßen erziehungsberechtigten Erwachsenen lebt. Die Abhängigkeit von einer einzigen Werteschmiede bleibt aber doch das größere Übel.

ZUM VERSTÄNDNIS:

Die Bindung von Eltern an ihre Kinder ist intensiv und von den heftigsten Aggressionen bewacht, welche das Säugetierreich kennt. Der Platz zwischen Mutter und Kind ist – alle Kindertherapeuten und Kinderärzte erfahren das – einer der gefährlichsten Orte auf Erden. Wenn die eigenen Kinder sich an andere Personen binden, erfordert das in der heutigen Kleinfamilie beträchtliche Verzichtleistungen, zu denen vor allem jene Eltern nicht in der Lage sind, die einen schlechten Zustand der eigenen Partnerschaft durch besonders intensive Bindungen an ihre Kinder ausgleichen.

Wo Sohn oder Tochter gebraucht werden, um Lücken im Selbstgefühl der Eltern zu schließen, richten sich brisante Erwartungs-Mischungen auf den Partner oder die Partnerin des so besetzten Kindes.

Da in einer sozusagen restpatriarchalischen Gesellschaft Frauen in ihren Chancen der Selbstverwirklichung stärker beschnitten werden als Männer, enthält das Klischee der Witzblätter von der bösen Schwiegermutter eine kulturwissenschaftliche Wahrheit. In der Tat verliert die Mutter oft etwas ganz Besonderes, einen Teil ihrer selbst, ein Stück delegierte Selbstverwirklichung, wenn ihr Sohn heiratet. Und diese Braut kann womöglich schlechter kochen und nähen als sie! Dass ein von der Schwiegermutter für ihren Sohn handgestrickter Kaschmirpullover von dessen Frau mit 60 Grad gewaschen und auf Puppengröße geschrumpft wird, ist nicht immer ein Versehen.

Noch brisanter sind die Konflikte, die sich aus unterschiedlichen Erziehungshaltungen ergeben. Eine tolerante Großmutter kann eine perfektionistische Mutter gerade noch mäßigen (und umgekehrt), aber zwei perfekte Mütter an einem Kind sind wie Hund und Katze. Die Szene mit der scherzhaften Entwertung der Rabeneltern zeigt, wie sich eine entspannte Mutter-Sohn-Beziehung und eine angespannte Schwiegermutter-Ehefrau-Beziehung entmischen. Der Sohn weiß, dass seine Mutter ihn über alles schätzt und deshalb alles, was sie Kritisches über ihn sagt, nicht ernst genommen werden muss. Die Schwiegertochter ist sich da mit einigem Recht nicht so sicher.

ZUR THERAPIE:

Solche Konflikte werden oft erst spät und nach heftigen Kränkungen in einer Therapie untersucht. Familien sollten sich einig sein, fordern die Betroffenen beschämt von sich; wer mag schon unter dem Witzblattthema Schwiegermutter leiden! Die Wucht der zugrunde liegenden Emotionen zeigen die Fälle, in denen Gesetze gebrochen und Kinder entführt werden, weil der Familienstolz der einen Seite den Respekt vor dem Familienstolz der anderen untergraben hat.

Je früher es in einer Behandlung gelingt, nach allen Seiten die Einsicht zu festigen, dass Werte unterschiedlich sind und Gefühle sich nicht kommandieren lassen, desto besser sind die Aussichten für einen Kompromiss. Oft genügen dann schon wenige Sitzungen, um zu entscheiden, dass beispielsweise eine besserwisserische Großmutter, die immer ihr eigenes Küchenmesser mitbringt, weil die Schwiegertochter nichts von scharfen Klingen versteht, die Enkel nur noch zu sehen bekommt, wenn ihr Sohn sie bringt und wieder abholt.

Vorher hat der Ehemann gedacht, er könne das seiner Mutter nicht antun, die ihn angesichts einer solchen Regel einen Pantoffelhelden nennt. Die Ehefrau hat bisher behauptet, einer verbitterten Witwe könne man kein Kind zur Erziehung anvertrauen. Sie muss sich jetzt damit abfinden, dass Kinder eben zwei Eltern und vier Großeltern haben.

Von krassen Fällen, wie (bewiesenem, nicht nur unterstelltem) sexuellen Missbrauch und anderen Gewaltakten abgesehen, können Kinder mit unterschiedlichen Wertesystemen und Erziehungsmaximen der Erwachsenen sehr viel besser umgehen, als es sich diese in ihrer charakteristischen Überschätzung der Erziehung vorstellen.

Kinder beobachten genau, ziehen ihre eigenen Schlüsse und trauen ihren Beobachtungen in der Regel sehr viel mehr als der pädagogischen Rede. Ähnlich wie in Scheidungskonflikten sind auch in den Schwiegerkonflikten über den verderblichen Einfluss der jeweiligen pädagogischen Konkurrenz Kinder fast immer sachlicher als Erwachsene. Ihr Urteil verdient mehr Rücksicht, als es in der Regel findet. Ihre Interessen sind der beste Verbündete eines Therapeuten, der solche Konflikte bearbeitet.

Diese Arbeit hilft oft den Partnern, sich besser zu verstehen und prägende Beziehungen der eigenen Kindheit neu zu sehen. Dem mutterabhängigen Sohn wird zum Beispiel deutlich, wie sehr es ihn belastet hat, dass sein Vater sich nie dagegen wehrte, aus der Familie herausgedrängt zu werden. Die Ehefrau versteht ihren Partner, der sich von seiner Mutter alles gefallen lässt, wenn sie sich das Schicksal ihrer Schwiegermutter vorstellt, von der in einer Kleinstadt bekannt geworden ist, dass der Vater im Bett seiner Geliebten an einem Herzinfarkt starb.

Immer diese Erwartungen!

Sie sitzen an einem wunderschönen Sommerabend im Garten eines Lokals. Seit zwei Jahre sind die beiden zusammen. Sie ist gerade von einer Auslandsreise zurückgekommen und stellt ihm eine Flasche landestypischen Verdauungsschnaps als Mitbringsel hin. Er bedankt sich knapp, denn im Grunde ärgert ihn das Geschenk. Er mag keinen Schnaps, verträgt ihn nicht mal. Als die Bedienung mit der Rechnung kommt, weiß er, dass sie von ihm erwartet, eingeladen zu werden. Schon oft haben sie deshalb gestritten. Sie hat weniger Geld als er, und er hat das Gefühl, dass seine Freundin ihn ganz selbstverständlich als Geldgeber ausnutzt. Mit einem Impuls von Trotz, der auch mit dem Ärger über den Schnaps zu tun hat, sagt er: »Getrennt, bitte.« Genau in diesem Moment schüttet sie ihm ihr Glas Wein ins Gesicht.

ERSTE ANTWORT:

Führen die beiden einen Krieg oder eine Beziehung? Solche Kämpfe sind ein Rätsel, aber sie sind gar nicht so selten, wenn zwei Menschen aneinandergeraten, von denen jeder selbstunsicher und auf Liebesbeweise angewiesen ist, die er gleichzeitig misstrauisch prüft, weil er ja eigentlich nicht glaubt, liebenswert zu sein. Die Spannungen eskalieren, wenn solche Partner sich nach einer Trennung wiedersehen. Denn jeder hat in der Zwischenzeit sein Bild des anderen den eigenen Vorstellungen gemäß zurechtgemogelt: Sie hat sich einen Lebensgefährten eingebildet, der sich über jede kleine Geste freut und dadurch endlich großzügig wird. Er hat sich eine Partnerin ausgemalt, die nicht von ihm versorgt werden will, sondern endlich auch einmal ihn einlädt.

ZUM VERSTÄNDNIS:

Wir wünschen uns einen Partner, der unser Selbstbewusstsein stärkt. Viele Beziehungsprobleme entstehen, wenn es nicht gelingt, sich rechtzeitig von einem Partner zu trennen, der das Selbstgefühl eher schwächt. Beziehungen können lange von Hoffnungen leben. Partner, die eine Selbstaufwertung nach einer Durststrecke versprechen, faszinieren Personen mit schlechtem Selbstbewusstsein ganz besonders. Jetzt haben sie eine Aufgabe, können in der Rettung einer Hure oder eines Säufers beweisen, dass ihre Liebe mächtiger ist als jede andere. Sie verhalten sich dann wie das Pferd der Karikatur, welches sich die Seele aus dem Leib galoppiert, weil ihm eine leckere Karotte an einer Stange vor der Nase baumelt.

Das menschliche Selbstgefühl wird durch Entwertungen geschwächt, durch Idealisierungen gestärkt; beide müssen glaubwürdig sein. Wer selbstbewusst ist, kann es sich leisten, kritisch zu sein und das falsche Lob, die kitschige Beteuerung des Heiratsschwindlers rechtzeitig erkennen. Er kann auch großzügig sein und in einem unpassenden Geschenk die gute Absicht würdigen oder in einer Kränkungssituation seine Wut zügeln. Besonders fatal sind Beziehungen, in denen die Partner sich zwar gegenseitig entwerten, aber dennoch zusammenbleiben.

Hier wird das Selbstgefühl durch die Entwertung jenes Selbstobjekts geschwächt, das auf der anderen Seite als unentbehrlich für den Erhalt der eigenen Grandiosität festgehalten wird. Ein literarisches Beispiel ist das alternde Paar in Edward Albees Stück *Wer hat Angst vor Virginia Woolf.* Es wird zusammengehalten durch die Entwertung des Partners nach dem Motto: Gemessen an dir bin ich jedenfalls gut; was hätte aus mir werden können, wenn du mich gefördert hättest und nicht misshandelt!

ZUR THERAPIE:

Diese Partner vermeiden es, einander realistisch zu sehen. Sie belauern sich durch die Brille ihrer narzisstischen Bedürfnisse. Je länger sie sich nicht begegnet sind, desto mehr überlagert das Wunschbild die Realität. Wenn die Realität mit schrillem Ton aus diesem Tagtraum weckt, wird der Partner als Bösewicht erlebt, der bestraft werden muss, weil er sein eigenes Bild zerstört hat. In der Therapie muss diese Spaltung zwischen idealem und realem Partner bearbeitet werden.

Die Frau hat sich in der Trennung einen Typ gezaubert, der genau so gerne wie sie exotische Spirituosen trinkt und sie galant zum Dinner ausführt; der Mann eine Gefährtin, die ihm zuhört und ihn respektiert. Die Beziehung gewinnt bessere Zukunftschancen, wenn es gelingt, den Partnern zu vermitteln, dass sie einander auch wegen der Eigenschaften gesucht haben, die sie jetzt als so störend empfinden.

Er hat sich vielleicht deshalb mit ihr zusammengetan, weil sie spontan ist, nicht auf das Geld schaut (und deshalb nie genug davon hat), durch ihren Überschwang und ihr Temperament seine vorsichtige Zurückhaltung ausgleicht. Sie hingegen hat sich schon öfter die Finger an Männern verbrannt, die noch chaotischer waren als sie und ihr leidenschaftlich versprochen haben, sie ganz groß auszuführen, wenn erst das Erbe ausgezahlt würde; momentan seien sie so pleite, dass sie nicht einmal ein Bier selbst bezahlen könnten. Ein vernünftiger, sparsamer Mann, jedem Exzess abgeneigt, erschien ihr als gute Ausnahme von dieser Regel.

Um diese verdeckte Wahrheit zu finden, brauchen die Partner genau jenen emotionalen Halt, den sie sich gegenseitig verweigern. Das Motto *»Wer hat, dem wird gegeben«* gilt gerade für das Selbstgefühl eines Menschen. Wer sich wohl in seiner Haut und anerkannt fühlt, kann Kritik verarbeiten und so noch mehr Wertschätzung erobern. Wer sich aber bereits missachtet fühlt, kann gar keine Schwäche mehr zugeben.

Die Partner haben sich wechselseitig in diesen Zustand gebracht, in dem sie nichts Gutes mehr aneinander finden können und sich gerade dadurch noch mehr ineinander verzanken. Jeder würde gerne aus diesem verzehrenden Teufelskreis aussteigen, wenn sein Gegenüber ihm endlich die zustehende Anerkennung geben würde. So bleibt nur das winzige und doch entscheidende Problem: Wer fängt damit an?

In einer so verfahrenen Situation sollte der Therapeut damit beginnen, nach den guten Bildern der Partner zu suchen, die von den kannibalischen Mechanismen aufgezehrt wurden. Viel ist gewonnen, wenn sich die aggressive Energie andere Ziele sucht, die in den vergeblichen Versuchen frei wird, den realen Partner seinem Wunschbild anzugleichen und es gelingt, den Partner mit Humor als den zu betrachten, dessen Schwächen man sich zusammen mit seinen Stärken eingehandelt hat.

Wie gefährlich ist eine Affäre?

Sie haben eine Affäre, schon seit Jahren. Beide sind viel auf Geschäftsreise und arbeiten in derselben Branche. So kommt es, dass sie sich öfter bei Messen, Kongressen oder Fortbildungen treffen oder sich verabreden, wenn sie in derselben Stadt sind. Immer wenn sie sich treffen, beginnen sie nach einer Zeit, sich zu küssen, und schlafen dann miteinander. Es kommt scheinbar spontan dazu, nie ist der Sex verabredet. Sie sprechen nicht darüber, die Affäre zu vertiefen, das käme auch gar nicht infrage, schließlich leben sie in langjährigen Beziehungen. Er ist sogar verheiratet, hat öfter ein schlechtes Gewissen und spricht davon, dass beide dringend »damit« aufhören müssen. »Warum denn?«, fragt sie: »Allen geht es doch gut. Wir tun doch niemandem weh.«

ERSTE ANTWORT:

Die Freuden des (Arbeits-)Lebens sind nicht so dicht gesät, dass es leicht wäre, auf einen derartigen erotischen Gleichklang zu verzichten. Die beiden haben sich bisher durch eine Art gemeinsamer Sprachlosigkeit arrangiert, durch die ihre recht stabile Liebschaft wie eine zufällige Kette vereinzelter Seitensprünge wirkt. Das ist gar nicht so selten; eine Art Ausweichmanöver, um sich der moralischen Frage nicht zu stellen. Ich habe den Verdacht, dass die beiden sich auch problemlos jedes Mal (aber bitte danach) einigen könnten, »dringend damit aufzuhören«. Entsprechend traumtänzerisch ist die Behauptung der Frau, dass niemandem wehgetan wird. Solange alles geheim bleibt, mag das gelten. Aber auch dann ist zu überlegen, ob die feste Beziehung durch den Seitensprung belebt wird oder beraubt – und wie die unweigerlichen Kränkungen bewältigt werden können, wenn die Geheimhaltung nicht funktioniert.

ZUM VERSTÄNDNIS:[2]

Stellen wir uns vor, dass Flugreisen geheim gehalten werden und die geräuschlosen Maschinen nur nachts verkehren. In dieser Situation erfahren wir von solchen Reisen nur dann, wenn wir selbst in einem Flugzeug sitzen oder wenn wir davon erfahren, dass eines abgestürzt ist. Öffentlichkeit nimmt einer heimlichen Liebe den Reiz der Überlebenskapsel von Sehnsucht und Grenzenlosigkeit im Alltag.

Niemand weiß, wie oft solche Beziehungen gelingen – nur die Liebenden. Bekannt werden die Abstürze. Die heimliche Liebe setzt, nicht anders als der Liebesalltag, ein Mindestmaß an Reife, Vernunft und Bereitschaft voraus, Grenzen zu akzeptieren und sich in menschliche Belastungen einzufühlen. Sie wird riskant, wenn sie versucht, sich wichtiger zu machen als die Hauptbeziehung, und diese gefährdet.

Jedes Paar entwickelt Reviere; es gibt einen gemeinsamen und zwei unterschiedliche Bereiche. Was in dem gemeinsamen Bereich geschieht, wird von den Partnern geregelt; was im Bereich der Individuen geschieht, von jedem allein. Die symbiotische Illusion der Verliebtheit besagt, dass von nun an *alles* im gemeinsamen Bereich geschieht.

Die Partner des Beispiels haben ihre Affäre konsequent in ihrem beruflichen Feld angesiedelt. Zumindest die Frau gibt vor, dass sie auch dorthin gehört und dort bleiben soll. Das ist einer der vielen Versuche, die Sprengkraft von Seiten»sprüngen« zu entschärfen, die sich ja nicht selten zu Nebenbeziehungen verfestigen. Da die Erotik der wichtigste gemeinsame Bereich ist, ahnen die Beteiligten, dass ihr Tun gefährlich ist und jederzeit durch eine Indiskretion den zentralen Bereich gefährden kann. Wie sie mit dieser Gefahr umgehen, ist sehr unterschiedlich. Manche verleugnen sie und sind überrascht, wie intensiv die Kränkung des festen Partners ist und wie sehr dieser den Schaden »übertreibt«, wenn er davon erfährt. Andere nehmen das Risiko in Kauf, weil sie sich unbewusst mehr Distanz, vielleicht sogar eine Trennung wünschen.

Die Partner einer heimlichen Liebe sind allein aufeinander angewiesen, um das Geschehen zu verstehen und zu regulieren, da sie kaum Halt in der Kultur finden und selbst Geschwister oder Freunde verständnislos und vorwurfsvoll reagieren, sobald sie davon erfahren.

In patriarchalischen Kulturen wurden Ehebrecherinnen gesteinigt; im deutschen Recht wurden sie bis in die Siebzigerjahre »schuldig geschieden« und hatten viele Nachteile zu erwarten. Seit das Scheidungsrecht auf dem Zerrüttungsprinzip beruht, hat sich die Auffassung durchgesetzt, dass der Ehebruch nicht durch ein schlichtes Täter-Opfer-Modell verstanden werden kann. In der selbstüberschätzenden Kulturrevolution der 68er erklärten manche Protagonisten freie Liebe zur Pflicht und Treue zur bürgerlichen Zwangsbeziehung. In den populären Medien wird hektisch nach einfachen Antworten gesucht. Die Experten sollen endlich eine klare Ansage machen, ob ein Seitensprung die Ehe belebt oder gefährdet.

ZUR THERAPIE:

Der heimlich Liebende neigt dazu zu betonen, dass er dem festen Partner »nichts wegnimmt«. Er ahnt meist, hat es häufig auch schon erlebt, wie wenig ihm geglaubt wird, dass er nicht aus Unzufriedenheit, aus verborgener Ablehnung des Partners seine Freiräume erschließt, sondern aus Neugier, aus Wunsch nach Selbstbestätigung. Für die »Betrogenen« aber ist es schwer zu glauben, dass hinter der Heimlichkeit nicht die Absicht steckt, einen neuen Partner zu finden und den bisherigen wegzuwerfen. Nur in trivialen Texten ist das Leben noch so einfach, dass es Antworten auf die Alternative gibt: Entweder belebt und fördert der Seitensprung die Ehe, oder er tötet die Liebe und vernichtet das Vertrauen.

Welches Urteil in dem einzigen Gerichtshof, der wahrhaft zählt – dem intimen Dialog des betroffenen Paares –, am Ende überwiegt, hängt nicht zuletzt davon ab, wie fähig beide Teile waren, aus der Idealisierung und Illusion der Verliebtheit eine alltagstaugliche Liebesbeziehung zu basteln. Ich sage »basteln«, nicht »aufbauen«, denn dieser Prozess ist Bastelei, wir alle sind in ihm Amateure, auf Probieren angewiesen, mit ermutigenden Ergebnissen und erschreckenden Fehlleistungen, es gibt keinen genauen Plan, kein verbindliches Konzept. Denn Liebesbaupläne, moralische Normen gehören in die gnadenlose Welt der Ideale; die Liebesbeziehung hingegen soll uns vor dieser Gnadenlosigkeit schützen, sie mildern, nicht aber teilen und ihre Urteile vollstrecken.

Das Wenige, was ein Therapeut in dieser Situation nützen kann, ist die Ambivalenzdebatte. Die heimliche Liebe ist dann weder ganz gut noch ganz böse, sondern eine gemischte Erfahrung für das Paar – aufgedeckt wie nicht aufgedeckt.

Nicht aufgedeckt, bietet sie dem einen Partner seinen ersehnten Freiraum, eine Möglichkeit, Neues zu erleben oder alte Erlebnisse aufzufrischen, die (gemessen an der Realität des Paares) nur ihm gehören. Er kehrt erfrischt, entspannt, bereichert an den gemeinsamen Tisch und in das gemeinsame Bett zurück, umso ausgeprägter, je weniger ihn Schuldgefühle plagen und je mehr er von Herzen überzeugt ist, dass das, was er tut, allein in seiner Verantwortung liegt. Anderseits geht dem »öffentlichen« Partner Zeit verloren, wird ihm Libido entzogen, wird ihm vielleicht eine erotische Steigerung vorenthalten, die in der heimlichen Liebe besser gelingt, weil in ihr kein Alltag beschwert.

Die Fluchtmöglichkeit kann dazu führen, dass der heimlich Liebende mit mehr Stabilität und Ausdauer seine feste Beziehung führt, als es ihm sonst möglich wäre; sie kann aber auch dieser Beziehung so viel Energie entziehen, in ihr Raum für Erotik, für Entspannung, für alltagsfreie Räume zu schaffen, dass zu wenig davon übrig bleibt.

Die Unsicherheit, ob die nützlichen oder schädlichen Aspekte für die öffentliche Beziehung überwiegen, ist ausgeprägt und nicht vermeidbar. Es scheint mir auch wichtig, sie zuzulassen und keine voreiligen Parteinahmen zu vollziehen. Das gilt auch für die oft so eilige Alternative zwischen der schlechten Lüge und der guten Wahrhaftigkeit.

Der Therapeut kennt Partner heimlich Liebender, die erbittert sagen, das Schlimmste sei es gewesen, die Wahrheit nicht erfahren zu haben, ebenso wie Partner, die bedrückt mitteilen, sie könnten es einfach nicht mehr aushalten, mit Wahrheiten überfüttert zu werden. Wenn diese Dinge schon sein müssten, dann sollte sie doch jeder für sich abmachen, sie wären viel zufriedener, wenn sie nie davon erfahren hätten.

Sexuelle Treue bietet ein Höchstmaß an Sicherheit. Sie kommt im Alltag nicht immer durch Selbstdisziplin oder uneingeschränkte Hingabe an das Du zustande. Sie kann aus geringen Triebspannungen, chronischer Depression oder Trägheit gespeist sein. Die Gefahren der Treue liegen in einer Erstarrung der Lebendigkeit und der Entwicklungsmöglichkeiten, wenn die Partner andere Anregungen bräuchten, als sie einander geben können, dennoch aber versuchen, durch Pflichtgefühl zu ersetzen, was ihnen an Zuneigung mangelt.

Vorteile und Nachteile von heimlicher Liebe, offener Ehe und absoluter Treue zu systematisieren ist angesichts der praktischen Probleme naiv. Menschliches Sexualverhalten ist ein Mosaik aus Impulsen und Hemmungen. Wer sich absolut treu wähnt, trifft vielleicht morgen den Mann oder die Frau, in deren Wahlverwandtschaft er seine bisherige Sprödigkeit aufgibt. Angesichts der riskanten Ungewissheit, die jeder Seitensprung schafft, liegt es auch für die Therapeuten nahe, Halt an falschen Gewissheiten zu suchen. In Wahrheit weiß niemand, ob die so gelebte Erotik harmlos oder gefährlich ist.

Die Partner unseres Beispiels haben gleichermaßen recht: Sie denkt an den Verlust eines aufregenden erotischen Abenteuers – »Passiert es diesmal wieder oder nicht?«, und er denkt an die Gefahr für seine Partnerschaft.

Die Therapie würde nicht nach einer raschen Entscheidung suchen, sondern sich in die unterschiedlichen Auffassungen vertiefen und deren Hintergründe in zwei Richtungen aufklären: Was haben sie mit den Hauptbeziehungen der beiden zu tun, was mit ihren Erfahrungen in früheren Beziehungen, in ihrer Kindheit? Hat die Frau nicht nur Freude am spontanen Sex, sondern auch an der Provokation ihres Partners, gibt es unbewusste Racheimpulse, weil sie sich von ihm zu wenig wahrgenommen, in ihrer erotischen Attraktivität bestätigt fühlt? Hat der Mann Angst vor den Erwartungen der Frau und schützt Gewissensbisse vor? Würde sie sich befreit fühlen, wenn ihr Mann auch einmal eine Affäre hätte?

Wer spielt die erste Geige?

Nach 15 Ehejahren verliebt er sich in eine Frau, die mit ihm zusammen in einem Laienorchester musiziert. Er spielt Geige, sie Cello. Er sagt ihr nichts von seinen Gefühlen. Aber er beruhigt sein schlechtes Gewissen damit, dass er seiner Frau von ihr erzählt. Diese wird sehr eifersüchtig und wütend; sie verlangt von ihm, aus dem Orchester auszuscheiden. Die Musik ist ihm fast so wichtig wie sein Beruf – er ist Kinderarzt – und seine Familie. Er hat das Gefühl, nichts Unrechtes getan zu haben – schließlich hat er doch nichts mit der anderen Frau angefangen und sich vertrauensvoll an seine Ehefrau gewandt. Wer von den beiden hat nun recht?

ERSTE ANTWORT:

Wie so oft, haben beide recht und unrecht zugleich – und sind auf einem gefährlichen Weg. Der Mann mischt in seinem Frauenbild Mutter, Freundin und Geliebte. In dem Bericht über seine Verliebtheit gewinnt dann der Appell an mütterliche Qualitäten seiner Ehefrau die Oberhand. Soll sie ihn denn beraten, wie man einen Seitensprung organisiert oder sich die Gefühle für die falsche Frau aus dem Herzen reißt? Die Ehefrau sollte sagen: »Du musst wissen, was du tust!« – und er sollte gemeinsam mit ihr herausfinden, was mit dem Element der Verliebtheit in ihrer Partnerschaft geschehen ist.

ZUM VERSTÄNDNIS:

Man könnte annehmen, dass die Ehe entstanden ist, als der Mensch Viehhaltung und Ackerbau entdeckte und es daher notwendig wurde, rechtmäßige Erben für diese Besitztümer zu finden. Aber diese Hypothese ist falsch; es gibt auch in den Jäger- und Sammlerkulturen die Institution der Zweierbeziehung, des festen, mehr oder weniger eifersüchtig behüteten Partners einer Frau und der Elternschaft von Mann und Frau.

Im Anschluss an Vernon Reynolds vermute ich, dass die Paarbindung bereits in der frühen Altsteinzeit entstand, als Protohominiden die offene Savanne besiedelten und unsere Vorfahren von Pflanzenessern zu Jägern wurden. Die Jagd wurde eine Tätigkeit der Männer, während die Frauen mit den Kindern an einem Lagerplatz blieben, in dessen Umgebung sie Pflanzen suchten.

Diese Mobilität hätte die Gefahr mit sich gebracht, dass die Männer überhaupt nicht mehr zurückgekehrt wären. Solange die sexuelle Erregung ausschließlich über den Geruch gesteuert wurde, galt »aus der Nase, aus dem Sinn!«.

Die in erster Linie durch optische Reize (»Liebe auf den

ersten Blick«) ausgelöste sexuelle Aktivität des Menschen wurde ein Band, um die Männer zu bewegen, von ihren Jagdzügen zu den Frauen heimzukehren und mit ihnen die Beute zu teilen. So entstanden auch die Mächte der Erinnerung, die so eng mit Poesie und bildender Kunst verwandt sind: als Bezauberung der Männer, von ihren Streifzügen zurückzukehren, weil sie sich ihrer Frauen erinnerten.[3]

Die menschliche Sexualität gleicht einem Gebäude von komplexer Struktur, das sehr unterschiedliche Elemente zu einem wirkungsvollen, aber auch gefährdeten Ganzen verbindet. Die Paarbindung war ursprünglich die Bindung zwischen Mutter und Kind. Daher mussten die menschlichen Männer weiblicher werden, als es die Affenmänner waren, um auch noch im erwachsenen Alter Paarbindungen aufrechtzuerhalten, die dem Überleben ihrer Gruppe nützten. Die Frauen mussten sich weniger ändern; Mütter hatten sich ja schon immer an ihren Nachwuchs gebunden.

Die Konstrukteure der menschlichen Liebe waren ähnlich unvorsichtig wie die der Titanic.

ZUR THERAPIE:

Die Ehefrau läuft Gefahr, durch ihre Wut das ganze Problem lieblos an ihrem Mann auszulassen. Eine zentrale Aufgabe der Therapie ist hier wie in allen Eifersuchtskämpfen, dafür zu sorgen, dass nicht das Gute in der Beziehung über dem Versuch verloren geht, sie mit höchst aggressiven Mitteln in den früheren Zustand zurückzuversetzen.

Wenn ein Baby hungrig die Brust loslassen soll, wird es zubeißen; eine Mutter, welche diese Reaktion nicht versteht, wird ihm die Brust entziehen. Nach diesem Modell entsteht der typische Eifersuchts-Teufelskreis: Ich wäre nicht so kontrollierend, wenn du nicht so unzuverlässig wärst; ich wäre nicht so unzuverlässig, wenn du mich nicht so kontrollieren würdest.

Der Mann hat sich vermutlich deshalb verliebt, weil er den Eindruck hat, mit seinen Wünschen von seiner Ehefrau nicht ernst genommen zu werden. Er kann sich schlecht durchsetzen, lässt sie dominieren. Sie hat schon länger den Eindruck, wenn sie die Familie nicht organisiert, läuft nichts so, wie es laufen müsste. Sie ist überzeugt, dass sie das alles für ihn tun; schließlich hat er die Kinder gerade so gewollt wie sie.

Der Mann hingegen denkt, dass er seiner Frau diese Dominanz einräumen muss, hat er doch im Beruf und in seiner Musik genug Möglichkeiten, sich zu entfalten.

Die Frau müsste erkennen, dass in der taktlosen Erzählung ihres Mannes über seine Verliebtheit der Versuch steckt, sie einzubeziehen und mit ihr zusammen nach der verlorenen Möglichkeit zu suchen, sich zusammen für etwas zu begeistern und einander nahe zu sein. Seine Schuldgefühle sind kein Zeichen dafür, dass er nur aus schlechtem Gewissen noch nicht längst bei einer anderen Frau ist, sondern ein Signal seiner Sensibilität für die Gefahr, welche eine neue Verbindung bedeuten würde.

Er liebt seine Kinder, aber fühlt sich von seiner Frau nicht als Partner respektiert. Das liegt an einer gerade in den helfenden Berufen häufigen Verwechslung von männlicher und mütterlicher Stärke. Er hatte bereits angesichts seiner stillenden Frau den Eindruck, er sei abgemeldet, gegen die Mutter seiner Kinder könne er nichts ausrichten. Er stürzte sich in seine Arbeit – hier wurde er respektiert, fühlte sich als starker Mann.

Sie war früher Krankenschwester, er ist Kinderarzt. Sie haben geheiratet, als ein Kind unterwegs war. Seit sie zu Hause ist, klagt sie darüber, dass er so viel arbeitet und so wenig Zeit für die Familie hat. Er klagt darüber, dass sie so unzufrieden ist und nicht würdigt, dass er durch das Honorar für seine Überstunden der Familie ein gutes Leben ermöglicht. Am Nachmittag ruft sie an und berichtet, dass die vierjährige Tochter fiebert. Als er nach Hause kommt, sitzt sie an dem Bett des Kindes und liest eine Geschichte vor. »Ich löse dich ab«, sagt er, »du kannst dich ausruhen!«

Sie wendet sich an das Kind und sagt: »Der Papa ist nie da, der Papa darf dich auch nicht pflegen!«

Als er am Samstag mit den beiden Mädchen ins Schwimmbad geht, sagt seine Frau: »Immer pickst du dir die Rosinen raus. Beim Elternabend bist du immer verhindert, aber heute machst du auf die Nachbarn den tollen Eindruck: Papa zieht mit den Kindern los, und alle haben Spaß!«

Einen Monat später geht sie selbst mit den Kindern baden. »Du glaubst gar nicht, was für ein Stress das war«, sagt sie am Abend. »Dieses Geschrei! Ich hatte keine ruhige Minute, musste immer schauen, dass nichts passiert und sie nicht weglaufen und ins Erwachsenenbecken plumpsen.«

Der Mann kann seiner Frau seine Kränkung nicht anders mitteilen als durch seine Erzählung von der anderen Frau. Wenn die Ehefrau in der Therapie lernt zuzuhören und den Subtext ihres Mannes zu entziffern, wird sie herausfinden, dass die anziehende andere Frau zwar weniger Sexappeal hat als sie, aber ein großer Fan seines Geigenspiels ist und ihm nach jeder Probe ein Kompliment macht.

Akuter Schmetterlingsmangel

Sie kennen sich seit über sechs Jahren. Er hat für sie alles, was ihren Traumpartner ausmacht, ist verständnisvoll, aufmerksam, liebevoll, kommunikativ, treu und kreativ. Dummerweise hat sie aber keine Schmetterlinge im Bauch – und eigentlich auch nie gehabt. Sie spricht ihr Problem offen an. Sogar dafür hat er Verständnis. Er sagt ihr, dass er in Streitsituationen auch manchmal nicht recht wisse, was genau er an ihr liebe. Aber in der Regel ist er sich seiner Gefühle sehr sicher. Er bewundert sie, lobt sie ständig und lässt sie wissen, wie verliebt er in sie ist. Als Person bewundert sie ihn auch quasi immer – und sie kommen als Paar gut miteinander zurecht. Nur den Kitzel im Bauch vermisst sie. Sie fragt sich öfter, ob das »Gutzurechtkommen« für eine Beziehung ausreicht oder ob sie sich nicht eigentlich trennen müsste?

ERSTE ANTWORT:

Die Frau idealisiert ihren Partner – obwohl er eigentlich ein bisschen langweilig ist. Warum? Vielleicht hatte sie vorher eine Beziehung mit dem Schmetterling persönlich, flatterhaft und immer auf der Suche nach einem Abenteuer? Und hat sich deshalb für einen Mann entschieden, bei dem sie sich sicher fühlt? Auch wenn sie dafür in Kauf nehmen muss, dass er wenig Aufregung verspricht. Hier liegt auch die Antwort auf die Frage, ob es für eine Beziehung reicht: Die Frau muss sich fragen, welche Eigenschaften ihr wichtig sind. Ihr Mann wird kein Draufgänger mehr. Andererseits würde ihr ein solcher keine Geborgenheit geben. Etwas wird ihr immer fehlen. Bis sie Gewissheit hat, sollte sie davon absehen, sich von ihrem lieben Langeweiler zu trennen. Wer allein ist, hat nämlich auch keine Schmetterlinge im Bauch.

ZUM VERSTÄNDNIS:

Ein älterer Mann, den ich in einer Ehekrise beriet, hat mir erzählt, dass er zwischen seinem 30. und 50. Lebensjahr sehr viel Geld für Autos ausgab. Er war sehr naturverbunden, fuhr gerne auf Waldwegen – deshalb brauchte er einen Jeep mit Allradantrieb und Bodenfreiheit. Aber er wollte auch schnell und schick unterwegs sein; deshalb schaffte er den Jeep ab und kaufte sich einen Sportwagen. Damit konnte er nun toll um die Kurven fahren und überholen. Aber bei jedem harmlosen Schlagloch auf einer nicht befestigten Straße musste er um den Auspuff seines Flitzers fürchten.

Im Verlauf von 20 Jahren hatte er zehn Geländewagen durchprobiert. Alle ließen ihn unbefriedigt, was Bequemlichkeit und Straßenlage anging. Und er hatte ebenso viele Sportwagen und schnelle Limousinen besessen und wieder verkauft, weil sie auf den Waldwegen versagten.

Das hätte er doch von Anfang an wissen können! Ein solcher Einwand macht die Rechnung ohne den Wirt. Dieser ist ein Mechanismus, den wir *Spaltung* nennen: Es fällt allen Menschen schwer, gute und ungute Seiten eines Objektes *gleichzeitig* wahrzunehmen. Personen mit heftigen traumatischen Erfahrungen und einem wenig belastbaren Selbstgefühl können das am wenigsten leisten.

Wer enttäuscht wurde, sehnt sich nach Wiedergutmachung. Daher fällt es ihm schwer, von vornherein mit Enttäuschungen zu rechnen und sich auf diese einzustellen. Er entscheidet sich aufgrund einer Idealisierung. Deren Abwehrqualität lässt sich daran erkennen, dass sie immer überzeugt ist, wer einen Mangel beseitige, behalte das mit diesem Mangel verbundene Gute. Es muss doch möglich sein, dass die Straßenlage und bequeme Federung der sportlichen Limousine erhalten bleiben, wenn das Auto sich in ein schlaglochtaugliches Geländefahrzeug verwandelt!

Wenn die Frau in unserem Beispiel ihren Mann nach verletzenden Erfahrungen mit Männern gewählt hat, bei denen die Schmetterlinge nur so geflattert haben, wäre es weise von ihr, den Schmetterlingsmangel als notwendige Mit-Eigenschaft der Zuverlässigkeit und Freundlichkeit ihres Mannes anzuerkennen. Aber inzwischen hat sie völlig vergessen, wie sehr sie seinerzeit ein Übermaß an Schmetterlingen quälte. So wirft sie ihrem Mann die Kehrseite von Tugenden vor, die sie auf gar keinen Fall missen möchte.

ZUR THERAPIE:

Männer wie der oben genannte sind in der Regel unfähig, sich zu wehren, wenn ihre bisher dankbare und freundliche Partnerin beginnt, ihnen gegenüber ihren Schmetterlingsmangel zu beklagen. Sie fragen etwa: »Was soll ich denn tun, dass du Schmetterlinge im Bauch spürst?« Und sind schockiert, wenn sie hören, dass es genau solche Fragen sind, die jeden Schmetterling zurück in die Puppe jagen.

Die Frau sollte also daran erinnert werden, wie gefährlich die ersehnten Schmetterlinge sein können und wie sie seinerzeit genau diesen Mann gerade wegen der Sicherheit gewählt hat, die er angesichts solcher Gefahren bot. Wenn sie behauptet, anfangs habe es die Schmetterlinge durchaus gegeben, sie seien aber inzwischen verschwunden, geht es darum, herauszufinden, wie das geschehen konnte. Wenn sie aber gesteht, im Grunde habe es die Schmetterlinge von Anbeginn nicht gegeben, muss das Paar herausfinden, was inzwischen einen Mangel unerträglich macht, der anfangs unproblematisch, vielleicht sogar erwünscht war.

Vielleicht wird unser Mann während dieser Suche lernen, was er bisher vermieden hat: sich zu wehren, eine Grenze zu setzen, wo er missbraucht wird, um die Ambivalenz seiner Frau zu heilen. Wenn er sagt: »Ich bin so, wie ich bin, und wenn du nicht aufhörst, an mir herumzunörgeln, gehe ich!«, dann hätte seine Frau vielleicht wieder Schmetterlinge im Bauch, die sie freilich schnell loswerden möchte, damit alles wieder so ist, wie es war.

Zeigt Alkohol den wahren Charakter?

Eine Einladung bei Freunden. Sie trinkt kaum Alkohol, aber er langt kräftig zu. Nach etlichen Gläsern Wein hat er einen leicht glasigen Blick und ein schiefes Grinsen. Sie kennt ihn eigentlich als sehr zurückhaltenden Menschen. Nun sieht sie ihn das erste Mal betrunken. Er erzählt plötzlich schmutzige Witze und hört auch nicht auf, als niemand richtig darüber lacht. Auf dem Höhepunkt seiner Laune lobt er das Dekolleté der Gastgeberin. Als sie nachher neben ihrem laut schnarchenden Freund liegt, kann sie nicht einschlafen. Soll sie über den peinlichen Abend hinwegsehen? Sie muss daran denken, was eine Freundin ihr gesagt hatte: Warte, bis dein neuer Freund wirklich betrunken ist – dann zeigt sich sein wahrer Charakter. Ist sie mit einem Proleten zusammen?

ERSTE ANTWORT:

Es sagt nichts über den »wahren« Charakter eines Menschen aus, wie er sich verhält, wenn er unter Drogen gesetzt wird. Ich gehe davon aus, dass der Mann kein Alkoholiker ist, dann sähe die Sache natürlich anders aus. Allerdings sollte die Frau diesen Vorfall auch nicht taktvoll übergehen, sondern die Auseinandersetzung mit ihrem Partner suchen. Dieser muss begreifen, was sie stört, und mit ihr gemeinsam überlegen, wie sich solche misslungenen Abende vermeiden lassen. Sie könnte nach Hause gehen, sobald sie bemerkt, dass sie sich für ihren Mann schämt. Soll er sich doch alleine blamieren. Das leuchtet mehr ein, als zu kontrollieren, wie viele Gläser er leert. Vielleicht gelingt es unserem Mann aber auch, im nüchternen Leben weniger verklemmt zu sein. Dann muss er nicht so viel nachholen, wenn er betrunken ist.

ZUM VERSTÄNDNIS:

Es gibt keine objektive Wahrheit über den Charakter eines Menschen. Sein Bild schwankt, wie Schiller sagt, in der Geschichte – in dem Kontext, unter der Perspektive, die seine Betrachter einnehmen. Dennoch ist es unser Bedürfnis, ein festes Bild des Liebespartners zu gewinnen. Vertrauen, Verlässlichkeit, Treue werden als unverzichtbar verabsolutiert, als für immer zerstört beklagt, nicht als Frucht günstiger Umstände genossen.

Unter den Überraschungen, welche der Partner bereiten kann, ist der Alkoholrausch noch eine der am meisten verbreiteten und vertrauten. Er fügt dem bisherigen Bild eine Nuance hinzu, eine Aufgabe für die Liebesarbeit: Der

Mann kontrolliert sein Trinken nicht so, wie es seine Frau erwartet. Ganz deutlich ist sie bestrebt, immer den Kopf klar zu haben. Sie hat sich von einem bereits in der Bibel erwähnten Festritual distanziert, wonach es zu einer Feier gehört, dass alle Gäste so betrunken sind, dass sie kein Urteil mehr darüber haben, ob nun guter oder schlechter Wein ausgeschenkt wird.

Darauf beruht bekanntlich die Pointe in der Hochzeit von Kanaan, wo Jesus Wasser in *guten* Wein verwandelt und betont wird, dass dies gegen Ende eines Festes ungewöhnlich sei. Wenn die Frau ebenso betrunken und enthemmt wäre wie ihr Mann, würden beide am nächsten Tag mit einem dicken Kopf aufwachen und lieber nicht mehr darüber nachdenken, was sie angestellt haben.

Die Liebesarbeit macht aus dem idealisierten Traumprinzen, der alle Bedürfnisse erfüllt, einen realen Partner, der – verglichen mit anderen – gut genug ist, sich für ihn zu entscheiden und nun eine gemeinsame Entwicklung zu idealisieren. Die Rede vom wahren Charakter kündigt die Liebesarbeit auf und setzt das Prinzenmodell (wieder) an seine Stelle.

Der Mann ist entwertet, weil er sich danebenbenommen hat, es gibt keine Chance, die entstandene Verunsicherung aufzuarbeiten. Sich aufgrund eines einzelnen Ereignisses zu trennen belegt eine große Macht der Spaltung in einer Beziehung. Der Liebespartner muss entweder ganz gut sein, oder er taugt gar nichts.

ZUR THERAPIE:

Die Liebesarbeit dieses Paares steht vor einer Aufgabe mit verschiedenen Lösungswegen. Sie akzeptiert sein Verhalten, findet es irgendwann harmlos, traut ihm zu, dass er es nicht zu arg treibt. Er akzeptiert ihre Abscheu vor seinen Exzessen und trinkt nur noch über den Durst, wenn er mit seinen Freunden unterwegs ist. Wenn es beiden gelingt, das Hindernis für die Entwicklung ihrer Beziehung fruchtbar zu machen, werden sich beide verändern und vielleicht sogar einen Modus finden, in dem der Mann es toll findet, dass seine Frau nüchtern bleibt und ihn sicher nach Hause kutschiert, während sie amüsiert zur Kenntnis nimmt, was alles in ihrem Mann steckt.

Die beiden haben eine gute Chance, denn ihre Beziehung ist ohne Alkohol zustande gekommen, und zumindest die Frau erlebt den alkoholisierten Zustand ihres Mannes als störend. Betäubungsmittel können zerstörerische Macht in Beziehungen entfalten. Der Therapeut sollte also eine sich ankündigende Gefahr nicht unterschätzen und genau untersuchen, ob dieser Mann nicht doch alkoholabhängig ist.

Unser Mann wird vielleicht sagen, dass er wochenlang gar nichts trinkt und während der Arbeit noch nie betrunken war. Aber es könnte sein, dass er ein Fest ohne Alkohol nicht ertragen kann, weil er nicht fähig ist, sich nüchtern unter Menschen wohlzufühlen. Dann ist es wichtig, dass seine Frau diese Form des Alkoholismus erkennt und nicht entschuldigt. Sie kann ihren Mann nicht heilen, er muss selbst Schritte unternehmen, um von seinem in diesem Fall gar nicht harmlosen Trinken wegzukommen. Denn während viele Trinker überzeugt sind, keine zu sein, weil ihr Alkoholismus ihre Leistungsfähigkeit im Beruf nicht beeinträchtigt, liegt die wirkliche Gefahr für den Alkoholiker in der Zerstörung einer nüchternen Freizeitwelt. Wer nach dem Stressjob nur entspannen kann, wenn er trinkt, riskiert Gesundheit und Beziehungen.

Kryptische Botschaften

Sie haben sich im Internet kennengelernt; sie hat sich in ihn verliebt, obwohl sie verheiratet ist. Nach einer kurzen Affäre bricht er den Kontakt ab, das alles gehe ihm zu nah, sagt er. Er verabschiedet sich in einen langen USA-Aufenthalt. Ihre Freundinnen warnen sie, sich emotional zu sehr auf die Angelegenheit einzulassen. Gerade hat sie sich entschlossen, ihn zu vergessen und sich wieder ihrer Ehe zuzuwenden, als er ihr kommentarlos einige Bilder von sich und dem Wagen, mit dem er durch die USA reist, per E-Mail schickt. Sie ist nun sehr verwirrt und weiß nicht, was sie von dieser kryptischen Kontaktaufnahme halten soll. Will er sie nur hinhalten oder ihr zeigen, dass er sie nicht vergessen kann? Sie schickt ihm eine SMS, er antwortet nicht. Was soll sie tun?

ERSTE ANTWORT:

Solche kryptischen Botschaften sind nicht selten; sie werden vor allem dadurch geheimnisvoll, weil es so schwer ist, auf den Einsatz der Sehnsuchtsbrille zu verzichten, um sie zu entschlüsseln. Wahrscheinlich ist die Frau in den Verteiler der Bekanntschaften gerutscht, denen Urlaubsbilder geschickt werden, um den Kontakt auf lockere Weise zu pflegen. Bevor sie jetzt Stunden mit Zeichendeutungen verbringt, ein Vorschlag zur Ökonomie: anrufen, nachfragen, wie es gemeint ist, eigene Gefühlszustände beschreiben, die des anderen abfragen. Wenn sie sich dabei eine Abfuhr holt, ist sie den Schritt weiter, dass Hoffnung nicht angebracht ist. Wer auf der Suche nach einem oder einer Liebsten ist, sollte sich ein Beispiel an Kindern nehmen. Ein Kind fragt die Mutter nicht nur einmal nach einem Eis und ist dann zu stolz, es wieder zu tun. Es fragt so oft, bis es ein Eis hat oder Klarheit, dass es keines bekommt.

ZUM VERSTÄNDNIS:

Die Frau unseres Beispiels lebt in einer festen Bindung, ist aber unzufrieden und sucht heimliche Abenteuer. Das spricht dafür, dass sie sich schlecht streiten kann und wenig Chancen erlebt, mit ihrem Partner eine Beziehung zu entwickeln. Vermutlich hat sie schon als Kind versucht, durch Anpassung und den Verzicht auf Aggressionen Anerkennung zu finden. Das heißt auch, dass sie Aggressionen lieber still mit sich selbst abmacht, als sie nach außen zu tragen.

Daher wird sie auch daran gescheitert sein, die ursprüngliche Liebe und Harmonie mit ihrem Ehemann in eine alltagstaugliche, belastbare Beziehung zu überführen. Sie gibt nach, um des lieben Friedens willen, aber sie zieht sich dann auch erotisch zurück und träumt davon, sich wieder einmal zu verlieben. Denn wenn sie verliebt ist, ist sie überzeugt, ganz Frau zu sein und keine Probleme mit Männern zu haben, während ihr Selbstgefühl im Alltag eher gering ist und sie versucht, Situationen dadurch überschaubar zu halten, dass sie Aggressionen gegen sich selbst richtet und eher depressiv reagiert.

Ihre Internet-Bekanntschaft passt in diese Erwartung wie ein Schlüssel. Der Mann, den sie gefunden hat, meidet jedoch enge Bindungen, fürchtet sich aber auch davor, ganz allein zu sein. Daher bevorzugt er gebundene Frauen, denn hier hat er immer die Rückzugsmöglichkeit offen, Ansprüche in Richtung auf größere Verbindlichkeit abzuwehren und zu behaupten, es läge nicht an ihm, sondern daran, dass er keine Ehe gefährden wolle, wenn er sich wieder aus einer Liebschaft verabschiedet. Er muss seine Fassade als liebenswürdiger Mann, der leidenschaftlich an einer Frau interessiert ist, gerade deshalb überzeugend gestalten, weil er unbewusst Frauen fürchtet und überzeugt ist, sie seien wie die Sirenen und würden ahnungslose Seefahrer auf ihre Insel locken, um sie aufzufressen.

Solche Männer sind nicht selten ohne Vater aufgewachsen, oder ihr Vater wurde von der Mutter nicht respektiert und hatte wenig Interesse an seinem Sohn. Daher ihre hohe Fähigkeit, sich in Frauen einzufühlen und ihnen Wünsche von den Augen abzulesen, aber auch ihre Ängste vor weiblicher Übermacht, ihre Verantwortungsscheu und ihr heftiges Widerstreben, selbst Vater zu werden und so das Schicksal des schlechten, abgelehnten Vaters zu teilen.

So verbindet die beiden die gar nicht so kryptische Sehnsucht nach dem Höhenflug der Verliebtheit ebenso wie die Angst vor realer Nähe.

ZUR THERAPIE:

Wer in einer festen Beziehung lebt, leidet unter dem Zusammenbruch einer heimlichen Liebe nicht weniger heftig als ein Single, manchmal sogar heftiger. Denn während sich die alleinstehende Person mit Liebeskummer in ihrer Umgebung Hilfe und Trost holen kann, treten bei einer verbotenen Liebschaft zum Schmerz der Kränkung noch die Schuldgefühle, durch den eingeschlagenen krummen Weg das eigene Elend verursacht zu haben.

In der Therapie geht es nicht um die Suche nach einem großen moralischen Gut, sondern um das Auffinden des kleineren Übels. Das bedeutet Entlastung von Selbstquälerei und Suche nach einem möglichst Kräfte schonenden Umgang mit Situationen, die niemals entstanden wären, wenn die Beteiligten so wären, wie es ein naives (Gut-)Menschenbild nahelegt.

Die Frau sollte herausfinden, wie die Kränkungen beschaffen sind, die sie zur Suche nach nicht ganz koscheren Höhenflügen bewegen. Sie sollte klären, ob ihre Ehe Bestand haben und ihr ebenso wie ihrem Mann so viel geben kann, wie beide brauchen. Sie sollte erkennen, was sie tun kann, um diese Ehe zu verbessern, und ob sie das tun will.

Was den Mann unseres Beispiels angeht, so ist das Wichtigste in der kurzen Antwort gesagt: Es schont unsere Seelenkräfte, wenn wir Beziehungsprobleme nicht alleine lösen wollen, sondern sie zusammen mit dem Partner angehen. Wer seine Gasthausrechnung mit dem Wirt macht, kommt schnell zu einem für beide Beteiligten brauchbaren Ergebnis. Wer aber intensiv *alleine* über eine solche Zweierfrage nachgrübelt, will vermutlich seinen Beutel schonen und sich die Realität schöner denken, als sie ist.

Solange die Frau mit ihren Freundinnen diskutiert, was die Signale des Mannes wohl bedeuten könnten, muss sie sich der Auskunft nicht stellen, die sie von ihm haben kann.

Das Leben mit dem Tick

Über ein Problem kommen beide nicht hinweg. Sobald er nicht spricht, singt oder pfeift er. Und das seit zwei Jahren, solange ihre Beziehung bislang dauert. Keine ganzen Lieder, sondern nur immer und immer wieder die bekanntesten Passagen: Mamma mia ... here I go again, My my, how can I resist you? ... Mamma mia ... here I go again, My my, how can I resist you? ... Auf Bitten seiner Freundin, dies doch zu unterlassen, ist es schon öfter zu Streit gekommen. Er behauptet, sie würde seine fröhliche Art nicht mögen. Sie glaubt hingegen, dass der Singsang ein Tick sei. Er selbst merke gar nicht mehr, dass er die ganze Zeit singe und nerve. Und er singt und pfeift sogar zwischen Streitereien, wenn er eigentlich gerade ziemlich sauer sei. Wie soll sie damit umgehen?

ERSTE ANTWORT:

Eine typische Pattsituation. Sie will, dass er unterlässt, was er entspannend findet. Da hilft nur verhandeln. Sie hat ein Recht auf Stille, er eines auf Geräusch. Zu glauben, dass Liebe Verhandlungen erspart, bringt nicht weiter. Liebe heißt, gerne Opfer zu bringen – nur wer fängt damit an? Wenn es so einfach wäre, hätten die beiden den Konflikt schon im Entstehen gelöst: Er wäre ihr zuliebe still, sie würde sein Trällern fröhlich finden und nach der zweiten Stimme suchen. Aber Menschen verändern sich ungern. Kleinigkeiten gibt es da nicht – es wäre schließlich für sie eine Kleinigkeit, das Trällern zu ignorieren, und für ihn, dieses sein zu lassen – jeweils aus der Sicht des Partners. Die beiden könnten sich einigen, dass sie den Raum verlässt, wenn es ihr zu viel wird, oder sich eigene Musik in die Ohren stöpseln. Dann könnte er abwägen, wen er gerade bei sich haben möchte: seine Freundin oder seinen Ohrwurm.

ZUM VERSTÄNDNIS:

Zu pfeifen, zu murmeln, Selbstgespräche zu führen, das Gesicht zu verziehen, sich zu kratzen – es gibt viele Dinge, die automatisch ablaufen und uns erst auffallen, wenn wir auf sie hingewiesen werden. Es gibt sogar eine rätselhafte und vielgestaltige Krankheit, die mit Ticks zusammenhängt: das Tourette-Syndrom, benannt nach dem französischen Arzt *Georges Gilles de la Tourette,* der die Symptomatik erstmals um 1885 beschrieb. Es ist durch unwillkürliche, rasche Bewegungen charakterisiert, die in gleicher Weise auftreten. Die Ticks werden meist im Schulalter zum ersten Mal als solche wahrgenommen. Sie sind in seelischen Krisen und in der Pubertät stärker und verschwinden bei zwei Dritteln der Betroffenen nach der Adoleszenz. Es gibt neben den motorischen Ticks (Augenblinzeln, Naserümpfen, Kopfwerfen, Grimassen) auch komplexe Ticks, die auf Imitationszwängen beruhen (Echohandlungen). Manchmal werden zwanghaft obszöne Wörter oder Beschimpfungen geäußert.

Viele Tourette-Patienten können Ticks unterdrücken, wenn sie sich sehr anstrengen. Sie beherrschen sich z. B. während der Schulzeit und lassen sich erst zu Hause gehen. Diese Qualität der Ticks erinnert an Reaktionen wie das Niesen oder den Schluckauf. Das Tourette-Syndrom ist harmlos, wenn wir von den sozialen Folgen absehen. Die Betroffenen unterscheiden sich in ihrer Intelligenz und Lebenserwartung nicht vom Bevölkerungsdurchschnitt. Männer sind übrigens dreimal häufiger betroffen als Frauen.

ZUR THERAPIE:

Ich will durch den Ausflug in die Neurologie nicht sagen, dass der Mann dieses Beispiels an einem Tourette-Syndrom leidet, obwohl das keine Schande wäre – selbst Mozart soll eines gehabt haben. Aber der Vergleich beleuchtet, dass es nicht einfach ist, solche Gewohnheiten abzulegen. Wenn er sich kontrollieren muss, kann es sein, dass das seine Laune verdirbt, weil es ihn anstrengt. In seinem Erleben sind seine Ticks ein Zeichen, dass er sich mit seiner

Freundin wohler fühlt als in anderen Beziehungen, in denen er sich mehr zusammennimmt. Sie hingegen denkt, er sei dann geistig abwesend und nicht genügend auf sie bezogen.

In der Paartherapie geht es um Verständnis für die Paradoxie, dass man sich wahrscheinlich umso eher zusammennehmen kann, je weniger dringend es gefordert wird. Der Mann sollte zur Ruhe kommen, denn je besser ihm das gelingt, desto weniger wird sein Problem auftauchen. Vielleicht ist es nur ein Ventil für seelischen Überdruck, ein magisches Ritual der Selbstvergewisserung, das Ängste ähnlich abwehrt, wie das Pfeifen des Kindes dessen Furcht vor dem dunklen Keller mildert.

Je sicherer sich unser Mann ist, dass er keine Angst haben muss, von seiner Freundin verlassen oder getadelt zu werden, desto leichter wird es ihm fallen, von seinem Trällern zu lassen, mit dem er gegenwärtig noch die Pausen ihrer Beziehung füllt.

Nie sollst du mich befragen!

1.

Er war 28, sie 31, als sie sich zum ersten Mal sahen – auf der Rolltreppe eines riesigen Kino-Centers – und sofort ineinander verliebten. Ein paar Jahre ist das inzwischen her. Eine schöne Liebesgeschichte – bis heute. Sie machen viel zusammen, reden über vieles – nur nicht über diese eine Sache. Er hat das von Anfang an klargestellt: Er will kein Wort von ihr hören, mit wem sie früher zusammen war. Einfach nichts. Und er wird auch kein Wort erzählen von seinen früheren Frauen. In Sachen Liebe haben also beide keine Vergangenheit. Sie mag das eigentlich nicht und möchte erzählen, und sie möchte auch etwas erfahren von ihm. Über alles diskutiert und streitet er gerne. Nur nicht darüber. Er schweigt.

ERSTE ANTWORT:

Jeder Liebende kennt die Sehnsucht, dass die eigene Beziehung einzigartig ist. Er will sich das auf diese Weise bewahren. Und sie kann ja mit anderen Menschen über ihre alten Beziehungen reden. Ich wäre gespannt, wie sich diese Haltung entwickelt, wenn beispielsweise beide Kinder haben und die Kinder groß werden und Liebeskummer haben – vielleicht fängt er dann doch an, seine Beziehungserfahrungen auszuplaudern. Und vielleicht schon früher, wenn er der gemeinsamen Liebe ganz sicher ist.

II.

Er fragt sie: Wie viele Männer hattest du in deinem Leben eigentlich schon? Sie, Ende dreißig, überlegt kurz, und antwortet: 17. Ganz schön viele, denkt er sich. Dann fragt er, halb im Spaß, halb im Ernst, noch einmal nach: Sag mal, wenn es eine Rangliste deiner Sexpartner gäbe, welchen Platz würde ich darauf einnehmen? Sie denkt wieder nach und sagt spontan: Platz zwei. Zuerst denkt er: Na ja, Zweiter von 17 ist ja ein ganz gutes Ergebnis. Doch dann denkt er auch: Nur Zweiter? Wer war denn da besser? Er fragt sie, wer ihre Nummer eins im Bett war. Aber sie verweigert jede Auskunft. Nun muss er ziemlich oft an den Mann denken, der seiner Frau im Bett mehr Erfüllung brachte als er.

ERSTE ANTWORT:

Die beiden müssen sehr leistungsorientiert sein, sonst würde er kaum nach der Zahl von Sexualpartnern fragen, und sie könnte nicht so präzise antworten. Erotik ist kein Wettkampf, bei dem man eine gute Platzierung erschlafen muss. Wenn der Mann davon ausgeht, dass im Bett Noten vergeben werden, spricht das für seine eigene Verunsicherung.

Sonst würde er keine Information ertrotzen, die ihn rein gar nichts angeht. Dass seine Partnerin ihm den Gefallen nicht tut, ihm die Goldmedaille zu verleihen, kann ich verstehen. Wenn er Silber nicht mit Humor trägt, muss er sich mit der großen olympischen Lüge trösten: Die Teilnahme ist das Ziel, nicht der Sieg.

ZUM VERSTÄNDNIS:

Einzig und daher unvergleichlich zu sein ist ein Wunsch aus dem Quellgebiet des ursprünglichen Narzissmus. Menschen unterscheiden sich sehr in ihrer Fähigkeit, von diesem Wunsch Abstand zu nehmen – es gibt beispielsweise Kinder, die Aufgaben gut beherrschen, solange sie nicht beobachtet und bewertet werden. Hochbegabte Schulversager, Studenten mit Prüfungsängsten haben oft dieses Stadium des primitiven Narzissmus nur ungenügend in Abstand gerückt. Sie können nicht akzeptieren, dass andere sie bewerten. Dann dürfte sich ein Student nur dann zu Prüfung anmelden, wenn er sicher ist, alles zu wissen und als der Beste abzuschneiden.

In unserer Kultur ist die Jungfräulichkeit der Braut ein Anachronismus und wird doch gar nicht selten schmerzhaft vermisst. In den meisten Menschen haben sich das Leistungsdenken und die Bereitschaft, sich einer Notenskala zu unterwerfen, psychisch verselbstständigt. Sie funktionieren automatisch, wie es die Geschichte von dem Liebhaber zeigt, der von seiner Liebsten eine Note über seine Performance erwartet und gekränkt ist, da sie ihm nicht beteuert, der Beste zu sein. In einer Sitzung fiel einmal ein Ehemann aus allen Wolken, als seine Frau gestand, sie habe geschwindelt, als sie sagte, alle Männer seien impotent gewesen, mit denen sie vor ihm zusammen war.

Noten über erotische Performance drücken mehr über den gegenwärtigen Zustand der Bewunderung des Partners aus als über die Realität. Superlative enthalten meistens Wünsche, sind oft auch nur der Versuch, den Vorzug der Gegenwart zu unterstreichen. Wenn der Gast nach der Essenseinladung den Teller zurückschiebt und sagt: »Das war der beste Kalbsbraten, den ich je gegessen habe«, ist das nur etwas weniger gelogen, als zu behaupten: »Du machst den besten Kalbsbraten der Welt!«

Im zweiten Fall ist die Fiktion deutlicher, denn der Gast hat gewiss nicht alle Braten der Welt gekostet. Im ersten gewinnt das Lob dadurch an Glaubwürdigkeit, dass der Braten auf meinem Teller allen vergangenen Bratengenüssen gegenüber den immensen Vorzug hat, real zu sein. Es ist nicht leicht, sich von einer Erinnerung ein Stück abzuschneiden und es aufzuessen.

In dem ersten Fallbeispiel ist der Mann ehrlich genug, sich einzugestehen, dass er so tun möchte, als ob es für ihn und seine neue Freundin keine erotische Vergangenheit gäbe. Da er schweigt, ist es auch nicht möglich herauszufinden, wie er zu dieser Einstellung gekommen ist und welche Dienste sie ihm leistet. Seine Position ist klar, er schätzt seine Fähigkeiten eher gering ein, humorvoll mit Rivalitäten und mit Eifersucht umzugehen; vielleicht ist er ein Einzelkind, vielleicht war er irgendwann einmal genauso naiv wie der Mann im zweiten Beispiel und hatte nachher das Gefühl, seine Beziehung irreparabel beschädigt zu haben, weil er etwas wusste, was er nicht wissen wollte und nicht verarbeiten konnte. Er ist sich sozusagen nicht sicher, ob er gemeinsam mit seiner Partnerin das Vergleichsgespenst vertreiben kann.

Es ist wie angesichts des Angebots einer Fahrt mit der Geisterbahn auf dem Rummelplatz: Nur wer überzeugt ist, dass die Gespenster dort nicht real sind, wird daran seinen Spaß haben. Die Freude an Geisterbahnen beruht darauf, dass wir auch dann Angst vor Gespenstern haben, wenn wir genau wissen, dass sie fabriziert sind. Wir spielen mit dieser Angst und empfinden Lust, sobald alles überstanden ist.

Reichtum und Risiko der Liebe liegen gegenwärtig darin, dass es keine gemeinsame Kultur mehr gibt, die ein Paar so zusammenhält und seine Geschichte reguliert wie in einem sizilianischen Dorf. Alle Ehen sind interkulturell; zwei Familien- und Beziehungstraditionen treffen aufeinander, die wir nur dann verstehen und über die wir uns verständigen können, wenn wir von ihnen erzählen und sie erforschen dürfen. Das erfordert Mut und Taktgefühl;

es gibt keine Regeln außer denen, die sich ein Paar selbst gibt. Daher ist das Verschweigen-Wollen so erlaubt wie die neugierige Nachfrage; wichtig ist nur, dass das Paar damit umgehen und seine Beziehung festigen kann.

ZUR THERAPIE:

Die Frage, wie viel Partner voneinander wissen sollen, spielt in vielen Behandlungen mit; in Eifersuchtskonflikten drängt sie oft alle anderen Gesichtspunkte zur Seite. Mit Verliebtheit vertragen sich erpresste Geständnisse so schlecht wie Heimlichtuerei; solche Vorkommnisse aber als unvereinbar mit einer tragfähigen Liebesbeziehung zu sehen zeigt die Überansprüche der Moderne an ihre letzte Illusion.

Es ist eine gar zu einfache Maxime, einem geliebten Menschen niemals die Wahrheit verschweigen zu dürfen. Es gibt Zudringlichkeiten oder Gefahren des Selbstverrats, die nur durch eine entschlossene Lüge abgewehrt werden können.

Ein Therapeut soll die Wahrheit sagen, ihm fällt das auch leicht, denn er hat nichts zu verlieren. Allerdings heißt das nie und nimmer, ungefiltert und taktlos eigene Erkenntnisse in die Behandlung einzubringen; wenn er nicht lügt, teilt er auch nicht alle Wahrheiten mit, sondern nur jene, die den therapeutischen Prozess voranbringen. Partner hingegen fürchten sich oft, verlassen oder verachtet zu werden. Sie schönen deshalb die Wirklichkeit. Wenn ihre Ängste unrealistisch sind, gibt es oft ein großes Aufatmen, wenn deutlich wird, dass die dem Partner zugemutete Wahrheit diesen entlastet – er hat ja einiges geahnt – und nicht empört.

Besonders kitzlig sind Geständnisse in der sexuellen Praktik. Eifersüchtige handeln oft in einem Wahn, als ob genau Berichtetes sich dann auch auslöschen lassen würde, wie man vielleicht eine Schrift erst dann ausradieren kann, wenn sie vor einem liegt. Sie plagen daher sich und ihren Partner mit Fragen nach besonderen Sexualpraktiken oder Lustgefühlen, die angesichts der elementaren Eintönigkeit dieses Aktes entweder paranoid verarbeitet werden – wenn es nichts Besonderes oder nichts besonders anderes gewesen sein soll, will da doch jemand etwas verbergen – oder Wuttiraden gegen perverse Tendenzen des Partners, der Partnerin und ihrer Geliebten in Gang setzen.

Solche Inquisitionen stehen für die Macht der Verlustangst, ebenso wie die Einbrüche in Tagebücher, Handyspeicher, Mail-Accounts, die Kontrolle durch heimliche Verfolgung, Detekteien und Ähnliches mehr. Sie alle zeigen, wie schwer es ist, sich der Tatsache auszuliefern, dass Vertrauen in die Liebe eines Partners zwar keine gute Möglichkeit ist, angstfrei zu leben, aber doch mit weitem Vorsprung die beste, die wir haben. Kontrolle mag in Politik und Wirtschaft besser sein als Vertrauen, in Liebe und Freundschaft ist sie es definitiv nicht.

Bei der pauschalen Abwehr der Frage nach der Vergangenheit und der Zudringlichkeit über Zahl und Qualität früherer Lieben überschätzen beide die Macht der Kontrolle. Die Vielfalt menschlicher Gefühle erschließt sich nicht in Regeln oder in Leistungsklassen, sondern in Anekdoten. Ob nun das Geschichtenerzählen abgewehrt wird, weil es Kontrollimpulse wecken und die keimende Liebe ersticken könnte, ob es vermieden wird, weil es zu ungenau ist und die Statistik exakter – in beiden Fällen bringen sich die Partner um eine Möglichkeit, die Gefahren der Liebe zu bannen.

Geschichten, die Liebende einander über ihre Vergangenheit erzählen, können wahr sein oder falsch, wobei sich in jede erzählte Wahrheit unmerklich die Dichtung mischt. Sie können aber auch langweilig sein oder kurzweilig, öde oder schön, sie können die erotische Kultur bereichern oder einebnen. Ich versuche manchmal ein Stück dieser Kultur zu fassen, indem ich frage, wie sich denn Eltern oder Großeltern seinerzeit kennengelernt haben. Wurden dazu Geschichten erzählt, was sagten die Großeltern zu der neuen Verwandtschaft, gab es Berichte über Seitensprünge, über frühere Lieben?

Es gibt Familien, in denen solche Geschichten gepflegt werden, und andere, in denen die Kinder bis ins Erwachsenenalter überzeugt sind, ihre Eltern seien entweder schon immer zusammen gewesen oder hätten sich nur aus rein praktischen Erwägungen verbunden. Mit Geschichten ist es ähnlich wie mit Liedern, die ja in dem trivialen Vers als Zeichen eines guten Ortes gelten, *wo man singt, da lasse ruhig dich nieder, böse Menschen kennen keine Lieder.* Der wahre Kern dieser Aussage ist, dass in der Tyrannei der Angst keine Geschichten erzählt werden können – erzähl mir keine Geschichten, sag, was ist! Aber die erotische Nähe lebt davon, dass die Angst zurücktritt und Geschichten in ihrer Komik und Trauer Raum gewinnen.

Insofern war es ein gutes Zeichen, als einmal nach einer aufwühlenden Stunde ein Paar in Geschichten versunken quer durch die Stadt einen Weg von vielleicht zwölf Kilometern zurücklegte. Die Wiederherstellung der Fähigkeit, einander zuzuhören und nicht mehr dem Gegenüber Ergebnisse abzupressen, ist ein Signal dafür, dass die Partner gemeinsam weitergehen können und der Therapeut entbehrlich geworden ist.

Ein Kuss der Freundin

Die beiden Frauen verbindet eine lange Freundschaft. Vor Kurzem hat sich die eine von beiden von ihrem Partner getrennt. Es war eine mehrjährige Beziehung, und beide haben lange über die Probleme gesprochen. Mittlerweile ist die Frau ausgezogen – aber innerlich kämpft sie noch sehr mit der Trennung. Eines Abends ist ihre Freundin zu Besuch. Sie trinken Wein, reden lange – plötzlich beginnt die Freundin damit, sie in den Arm zu nehmen und zu küssen. Erschrocken zieht sich die Überfallene zurück. Beide versuchen danach, sich so zu verhalten, als sei nichts geschehen. Trotzdem steht so etwas wie Verrat im Raum. Waren die vielen Gespräche wirklich von Solidarität geprägt, oder hat die Freundin nur ihre eigenen erotischen Interessen verfolgt?

ERSTE ANTWORT:

Kinder sind bisexuell. Die Geschlechtsrolle entsteht in einem Entwicklungsprozess, in dem auch angstbesetzte Vermeidungen eine Rolle spielen. Die Gefühle der passiven Frau wurzeln in einem solchen Abwehrvorgang. Sie fühlt sich verraten, weil die Freundin homoerotische Gefühle auslebt, die sie gehemmt hat. Sie unterstellt der befremdlichen Erotik die Macht, die bisherige Freundschaft außer Kraft zu setzen. Sie geht so weit zu glauben, lesbische Frauen seien tückische Verführerinnen und würden ihre Opfer durch Tricks gefügig machen. Für die Freundin waren ihre Zärtlichkeiten vermutlich nur ein Schritt weiter in der Richtung *ihrer* Freundschaft. Die Überzeugung, Homoerotik sei mit Solidarität nicht zu vereinigen, ist ein sexualfeindliches Vorurteil. Wenn die beiden ihr Missverständnis nicht verdrängen, sondern klären wollen, sollte die eine über Homophobie nachdenken, die andere aber im Gegenzug über Taktlosigkeit.

ZUM VERSTÄNDNIS:

In der moralisch durchtränkten Alltagspsychologie gilt Homosexualität als ein Rätsel. Warum sind nicht alle Menschen heterosexuell, wie es die Biologie der Fortpflanzung nahelegt? Wer allerdings die seelische Entwicklung der sexuellen Wünsche genauer beobachtet, kommt – und sei es nur aus Freude am Paradox – eher zu der Frage, warum nicht alle Menschen homosexuell sind.

Homosexualität befreit eine körperliche Begegnung von dem verstörenden Element der Fremdheit. Daher ist Homoerotik ein Schutz vor Ängsten. Kinder neigen dazu, das Gegengeschlecht dumm zu finden: Es kostet mehr Mühe, sich mit ihm zu verständigen. Alles Fremde kann

Angst auslösen; ein ähnlicher Körper ist weniger fremd als der des anderen Geschlechts. Das Fremde hingegen weckt, wenn die Angst schwindet, mehr Neugier als das Vertraute. Es zu erobern, sich mit ihm zu vereinigen belohnt ein Triumphgefühl. Beide Strömungen, die homo- wie die heterosexuelle werden von der Gesellschaft geformt.

In Kindheit und Adoleszenz gelten die ersten Regungen des Sexualtriebs ungeachtet aller ideologischen Tabuisierungen ebenso dem eigenen wie dem fremden Geschlecht. Solche Episoden sind viel häufiger, als es die Betrachtung der sexuellen Orientierung Erwachsener vermuten lässt.

Elemente der körperlichen Nähe zum eigenen Geschlecht sind bei beiden Geschlechtern keineswegs schädlich, oft sogar nützlich. Wo sich Jungen mit Jungen, Mädchen mit Mädchen in zärtlichem Austausch wohlfühlen, kann das Wagnis der Annäherung an das fremde Geschlecht von denen vollzogen werden, die das eigene bereits lieben können und in diesen Beziehungen einen Rückhalt haben, der sie vor Fantasien der Zerstörung ihrer Erotik (der »Kastration«) schützt.

Vielen Kulturen ist es selbstverständlich, dass Jungen in zärtlichem Kontakt zu Männern und Mädchen in ebensolchem Kontakt zu Frauen heranwachsen. In den monotheistischen Religionen, welche die Hochkulturen des Westens prägen, ist diese Auffassung dämonisiert worden. Durch die Entwertung der Homosexualität, die primär in einem Kampf der monotheistischen und patriarchalischen

Theologen gegen die rituelle Homoerotik der Priester und Priesterinnen von Muttergöttinnen wurzelte, wurde keineswegs die Heterosexualität der Menschen gefestigt, sondern ihre erotische Basis insgesamt geschmälert.

Ihren Höhepunkt erreichte diese Entwertung der Sexualität in der katholischen Dogmatik. Hier war jeder Sexualakt des Teufels, der nur der Lust und nicht auch der Fortpflanzung diente. In den monotheistisch geprägten Kulturen gibt es eine lange und unheilvolle Tradition, Bisexualität zu leugnen und heterosexuelle Festlegungen zu erzwingen, die einen homosexuellen Gegenzwang wecken. Die heftige Abwertung bis hin zur rassistischen Verfolgung Homosexueller ist als Reaktionsbildung gegen eigene homoerotische Sehnsüchte zu verstehen.

ZUR THERAPIE:

Vor einer Therapie (die in diesem Fall ein Freundinnenpaar beträfe) müsste sich die passive Frau unseres Beispiels entscheiden, ob sie ihre Zweifel an der Freundschaft moralisch begründet oder bereit ist, sich auf die Untersuchung ihrer Angst und Irritation einzulassen. Vielleicht ergeben sich dann auch Aufschlüsse über die Konflikte, welche zur Trennung von ihrem Partner geführt haben.

Die Frau hat den Verdacht, dass die homoerotischen Angebote ihrer Freundin nicht den Impuls ausdrücken, sie zu trösten, sondern einen lang gehegten Plan, erst einen Keil in ihre heterosexuelle Beziehung zu treiben, um anschließend einen lesbischen Überfall zu starten.

Eine solche Intrige der Freundin zuzutrauen ist keine Kleinigkeit. Es wäre deshalb sinnvoll, zunächst einmal die Gesprächsbasis zu stärken und als Therapeut die Verantwortung dafür zu übernehmen, dass um der Klärung willen die üblichen Rücksichten von Takt und Höflichkeit in der Paartherapie zurückgestellt werden. Die Beteiligten vereinbaren, ihre Kränkbarkeit für die Zeit der Sitzung möglichst auszublenden und sich darauf zu einigen, dass wir alle Menschen sind und auch allzu Menschliches keine Schande ist.

Wer dazu bereit ist, muss wissen, dass er mit gefährlichem Material hantiert. Er kann das damit rechtfertigen, dass unter einem unausgesprochenen Verdacht die Beziehung erheblich mehr leidet als unter dem offengelegten. Wenn die eine der beiden Frauen nicht erklärt, wie sehr sie das erotische Angebot schockiert hat, kann sich die Freundin in Zukunft mit ihr kaum mehr verständigen. Die Freundschaft zwischen den beiden wird zur leeren Form. Sobald die Konflikte auf dem Tisch liegen, können die beiden entscheiden, ob sie den Aufwand riskieren wollen, die Kränkungen zu überwinden.

Ist er pervers?

Die beiden sind erst seit Kurzem ein Paar und schlafen sehr häufig miteinander. Der Mann gesteht seiner Freundin, dass er es am liebsten hat, wenn sie im Bett schwarze Stiefel trägt. Sie findet das erst etwas seltsam, dann aber auch aufregend. Sie mag es, wie ihr Freund in Ekstase gerät, sobald sie ihre Beine um ihn schlingt. Nach einigen Monaten kommen ihr allerdings Zweifel. Ihr Freund will nun immer, dass sie beim Beischlaf Stiefel trägt. Was wie ein Spiel anfing, beginnt sie zu belasten. Zu ihrem Geburtstag schenkt er ihr – Überraschung! – ein Paar extra hohe schwarze Stiefel. Sie freut sich nicht so recht darüber, will es sich aber auch nicht anmerken lassen. »Was ist eigentlich, wenn wir unterwegs sind und einfach mal Lust bekommen, miteinander zu schlafen?«, sagt sie. »Dann müssen wir eben darauf achten, dass wir nie ohne ein Paar Stiefel aus dem Haus gehen«, lacht ihr Freund. Doch das ist nicht die Antwort, die sie erwartet hat.

ERSTE ANTWORT:

Die Beziehungsweisheit gebietet, nicht nur das größere Gut zu suchen, sondern auch mit dem kleineren Übel vorliebzunehmen. Angesichts der sich hier ankündigenden

Uneinigkeit über sexuelle Spiele sollten wir uns vergegenwärtigen, dass die Erotik in einer Beziehung ein komplexes und störanfälliges Geschehen ist, zu dessen Pflege und Unterhalt krumme Wege nützlich sind, solange sie helfen, Sackgassen zu meiden. Daher finde ich das Zögern der Frau durchaus weise; vielleicht muss sie noch etwas mehr Einfühlung in den Tick ihres Freundes entwickeln, um herauszufinden, wie sie ihn ohne Schaden für die geschätzte sexuelle Intensität genießbar machen kann. Da die Stiefel seine Lust steigern, ihr aber vielleicht den Eindruck vermitteln, das schwarze Leder sei wichtiger als sie, wäre ein Spiel sinnvoll, in dem sich die Frau ernst genommen fühlt, ohne dass er aussteigt. Jedenfalls sollte sie nicht mit der Perversionskanone auf einen Stiefelspatzen schießen.

ZUM VERSTÄNDNIS:

Im 19. Jahrhundert entwickelten die Nervenärzte eine große Sammelfreude, was Abirrungen (Perversionen) der Sexualität angeht. Unter anderem wurde Fetischismus beschrieben: sexuelle Erregung durch Gegenstände. »Gib mir ein Tuch von ihrer Brust, ein Strumpfband meiner Liebeslust«, lässt Goethe den verliebten Faust sagen. Während die frühen Sexualforscher in ihrer naturwissenschaftlichen Neigung zur Objektivierung über die Perversionen gerne entlang von Festlegungen sprechen, ergibt die psychoanalytische Perspektive eher eine vielgestaltige (Freud: polymorph-perverse) Ausgangslage der Erotik, aus der dann die kulturellen Einflüsse herausschälen, was normal ist. In der griechischen Antike war beispielsweise Knabenliebe legal, im christlichen Mittelalter ein todeswürdiges Verbrechen.

In der individualisierten Liebe der Moderne wird die Aufgabe, brauchbare sexuelle Regeln zu finden, weitgehend an die Paare selbst delegiert. Das bedeutet, dass im Grunde jedes Paar seine eigene erotische Kultur entwickeln kann, Minderjährige hingegen ausdrücklich vor solchen Anforderungen geschützt sind. Sobald ein Partner nach außen über eine sexuelle Merkwürdigkeit des Partners spricht, hat er diesen Rahmen verlassen. Im Grunde ist dieser Verlust an Vertrauen in die interne Regulationskraft wichtiger als ein beklagtes Detail.

Im guten Fall bereichern ungewöhnliche Details und bizarre Spiele die gemeinsame Erotik. Sie ermutigen beispielsweise den Partner, eigene, bisher geheim gehaltene Fantasien auszusprechen und eventuell auszuleben. Der ungünstige Fall wird durch das Aussprechen des Wortes Perversion eingeleitet. Sobald der Verdacht entsteht, dass der Fetisch wichtiger ist als das Gegenüber, belebt er die Erotik nicht mehr, sondern beginnt, sie zu ersticken.

ZUR THERAPIE:

Der Mann in unserem Beispiel hat eine Schwäche für Sex mit einer Frau in Stiefeln. Wenn seine Freundin zu Beginn dieses Spiel interessant findet, hat das Paar im Grund die Fähigkeit, diese Vorliebe des Mannes zu integrieren. Das Problem sind Ängste, die im Lauf der Zeit bei der Frau entstanden sind und darauf hinauslaufen, dass ihr Freund den Fetisch mehr begehrt als sie, dass sie nicht wirklich gemeint ist, sich in ihrer eigenen Erotik nicht genügend präsentieren und durchsetzen kann. Diese Ängste allein als Problem der Frau hinzustellen wäre sehr ungünstig. Sie sind ein gemeinsames Problem, das der Mann erkennen und annehmen oder verleugnen und mit allen Nachteilen für die Intimität seiner Freundin in die Stiefel schieben kann.

Wenn er das tut, wehrt er wahrscheinlich eigene Ängste ab, die mit seiner Leidenschaft zusammenhängen. Diese Ängste wären eine lohnende Aufgabe für eine Psychoanalyse. Deutungen ohne die Einfälle des Betroffenen sind stets provisorisch und nicht mehr als Vorschläge, die jederzeit ohne Zögern wieder fallengelassen werden sollten. Meine Vermutung sind Ängste aus dem Bereich des so genannten »Kastrationskomplexes«. Dieser Begriff ist eine drastische Metapher für die bei Männern wie bei Frauen verbreiteten Ängste, die sexuelle Lust bzw. die Fähigkeit zur erotischen Erregung zu verlieren. Symbole der Kastration sind der Verlust des Penis, einer Gliedmaße, der Augen, der weiblichen Brust, des Sexualpartners (etwa durch einen Unfall).

Kulturen wehren die Kastrationsangst durch Rituale der Beschneidung ab, in denen nach dem Motto »ein Teil für das Ganze«

die Sexualität letztlich über eine Wunde triumphieren darf, welche aus Männern und Frauen »richtige« Männer und Frauen macht. Obwohl bei Jungen nicht weniger traumatisch als bei Mädchen, ist bisher nur die Beschneidung der Frauen als barbarisches Ritual identifiziert. Unser Mann also schützt sich nach dieser Hypothese, indem er die Beine seiner Partnerin mit einem Phallus ausrüstet, vor der Begegnung mit der nackten Frau. Diese würde seine Kastrationsängste wecken, indem sie ihn einem ähnlichen Schicksal auszusetzen droht.

Es ist ein scheinbares Paradox, dass in einer Beziehung die Erotik der Partner umso bessere Entwicklungsmöglichkeiten hat, je offener über die (Kastrations-)Ängste gesprochen werden kann. Wer sich über seine Befürchtungen austauscht, an erotischer Erregbarkeit und Bereitschaft zu verlieren, gewinnt eher einen unterstützenden Partner als der Pseudosichere. Sobald unser Mann bereit ist, seine Stiefelleidenschaft als Schwäche zu beschreiben, und seine Freundin mutig genug, ihre Ängste zu bekennen, erotisch unattraktiv und nur durch einen Fetisch erregend zu sein, gewinnt die Liebesbeziehung mehr Festigkeit. Hinter den erotischen Fassaden werden die Menschen sichtbar, ängstlich, spielerisch, leidenschaftlich, zärtlich, offen füreinander.

»Lass uns gute Freunde bleiben!«

Er hat seine Freundin vor einem halben Jahr verlassen. Seitdem ist er mit einer anderen zusammen. Dennoch ruft er seine Ex, die sehr unter der Trennung leidet und ihn gerne zurück hätte, jeden Tag an, bespricht mit ihr seinen Alltag, Organisatorisches und Probleme im Beruf. Sie freut sich sehr über die Anrufe, schöpft jedes Mal Hoffnung, er könne doch noch zu ihr zurückkehren. Auch er scheint die besondere Nähe zu schätzen. Sie spricht ihn manchmal darauf an, ob er seine neue Beziehung anzweifelt, aber er verneint stets. Er sagt, er will seinen Weg mit der neuen Frau gehen. Trotzdem klingelt jeden Tag das Telefon. Für die Exfreundin ist das eine schmerzvolle Berg- und Talfahrt. Sie will ihn nicht ganz verlieren, will aber von ihm loskommen. Soll sie ihm die Anrufe untersagen?

ERSTE ANTWORT:

Für den Mann ist die Situation einfach. Er hat sein Leben mit der neuen Frau und dazu den vertrauten Austausch mit der Exfreundin. Für diese ist es schwieriger. Sollen wir ihre Geduld bewundern oder versuchen, die Tiefen ihrer

Aggressions-Vermeidungs-Rückkehr-Hoffnungs-Strategie auszuloten? Jedenfalls scheint für sie die Opferrolle das kleinere Übel. Ist sie der Überzeugung, dass Entscheidungen in Liebesbeziehungen Männersache sind? Aber selbst wenn sie auf den ersten Streit zwischen ihrem Freund und der neuen Beziehung warten möchte, sollte sie es ihm nicht so leicht machen, seinen Harem zu pflegen. Ablösung gelingt nicht ohne ein Quäntchen Aggression. Meist ist es besser, den Kontakt nach einer Trennung auf die nötige Arbeitsbeziehung zu reduzieren (Hausratteilung? Umgang mit gemeinsamen Freunden? Sorge für Kinder?). Sie könnte ihn bitten, seine Anrufe zu unterlassen. Wenn es etwas zu klären gibt, meldet sie sich. Das Muster der Restbeziehungspartnerin, die auf Brosamen wartet, ist wenig bekömmlich für das Selbstbewusstsein.

ZUM VERSTÄNDNIS:

Der Satz »Lass uns Freunde bleiben« fällt nicht selten, wenn ein Paar auseinandergeht. Sicher ist es gut und sinnvoll, mit jeder langjährigen, intensiven Bindung im Leben so umzugehen, wie man es mit wertvollen Gegenständen tut. Man sollte sie schonen, pflegen, erhalten. Aber aus diesem guten Vorsatz wachsen auch bedenkliche Spannungen.

Jüngst sprach ich mit einem Mann, der nach einer solchen »freundschaftlichen« Trennung an einer Depression erkrankt war. Er lebte nach wie vor in dem gemeinsamen Haus, obwohl er bereits vor einem Jahr seiner Frau gesagt hatte, er habe die Beziehung zu ihr beendet und sei auf der Suche nach einer neuen Partnerin. Sie hatte erklärt, sie sehe das ein, aber sie könnten doch Freunde bleiben, und er dürfe jetzt noch nicht ausziehen, weil der gegenwärtig im Ausland studierende Sohn das nicht verkraften würde.

Er fühlte sich nicht wohl, sah sich aber nicht in der Lage, mir genauer zu erklären, woran das lag. Allmählich stellte sich heraus, dass die von seiner Partnerin verhängte und von ihm kritiklos übernommene Freundschaft weder seinen noch ihren Gefühlen entsprach. Er fühlte sich von Schönfärberei und Schönrednerei erstickt. Er sollte vor den Kindern über seine Unzufriedenheit mit der Ehe schweigen, erfuhr aber irgendwann doch, wie seine Partnerin sich vor den Kindern über ihn beklagte, ihn als den Schuldigen der bevorstehenden Trennung dingfest gemacht hatte. Zur Rede gestellt, leugnete sie, sie würde nie etwas tun, was dem Geist der verabredeten Freundschaft widerspräche.

Die Freundschaft war hier eine Abwehr-Illusion geworden, durch die sich die Partner vor einer Auseinandersetzung schützten. Die Verabredung führte dazu, dass die gegenseitigen Aggressionen nicht bewusst erlebt und vernünftig geregelt werden konnten, sondern verleugnet und auf Umwegen zur Lösung gebracht werden mussten.

Die Frau wollte nie schlecht über ihren Mann reden und tat es doch immer wieder, wenn eine Freundin sie teilnahmsvoll fragte. Der Mann richtete seine Wut gegen sich selbst. Er wurde depressiv, weil er anders die Kränkungen nicht verarbeiten konnte.

Freunde sucht man sich aus und ist gern mit ihnen zusammen. Verlorene Partner sind eine Belastung für das Selbstgefühl. Solche Belastungen sind kränkend. Menschen verleugnen gerne Kränkungen, weil sie einem Selbstbild widersprechen, das sie gerne unantastbar hätten.

Mit solchen Situationen kann man kräfteschonend, höflich und rücksichtsvoll umgehen, sobald klar ist, dass es um Diplomatie geht, nicht um Freundschaft. Freundschaft ist wieder möglich, wenn das Trümmerfeld aufgeräumt ist und sich keiner mehr einen Vorteil davon verspricht, dem anderen die Schuld an der Misere zuzuschieben. Nach dem Ende der Liebesbeziehung geht es um Zusammenarbeit, um die Vergangenheit zu bewältigen.

Arbeit heißt, dass man bereit ist zu schwitzen, sich anzustrengen, zu verzichten, kurz: Unangenehmes zu erledigen, um Nachteile abzuwehren. Für das Aufräumen und Ordnen in einer zerbrochenen Familie nach der Trennung ist die professionelle Arbeit das beste Modell. Sie wahrt eigene Interessen, verkleinert den seelischen und materiellen Schaden. Paare, die anständig zusammenarbeiten, die den oder die Ex nicht schlechter behandeln als den oder die Kollegin im Büro, haben die besten Voraussetzungen, mit den anstehenden Problemen fertigzuwerden.

Freunden verzeiht man es, wenn sie unpünktlich sind

oder Verabredungen nicht einhalten. Für kollegiale Arbeit sind solche Nachlässigkeiten Gift. Das gilt auch für die Zusammenarbeit von Scheidungseltern. Erst wenn eine solide Arbeitshaltung die Defizite ausgleicht, welche durch den Verlust an Liebe entstanden sind, fühlen sich Partner und Kinder auch in Patchworkfamilien wohl.

ZUR THERAPIE:

Sich von einem Liebesobjekt zu trennen fällt umso schwerer, je mehr kindliche Bedürfnisse eine Rolle in der Beziehung spielen. Da diese oft die Eigenschaft haben, ihre Macht im Unbewussten zu entfalten, erkennen viele Liebende erst angesichts des drohenden Verlustes eines Partners, wie abhängig sie von diesem sind und wie wenig sie die Vorstellung ertragen können, dass er aus ihrem Leben verschwindet.

Auf der anderen Seite ist die Bewältigung dieser Angst ein wichtiger Reifungsschritt. Kleine Kinder können alleine nicht überleben und binden sich daher in der Regel an die vertrauten Personen. Sie gleichen einem Menschen, der angesichts eines Restaurants, das heute Ruhetag hat, in Tränen ausbricht und fürchtet, verhungern zu müssen. Ganz ähnlich verhalten sich regredierte Erwachsene. Sie können sich nicht lösen, auch wenn sie in einer Beziehung nicht satt werden. Sie können sich nicht vorstellen, dass es andere Gasthäuser in der Stadt gibt.

In der Therapie geht es darum, diesen Unterschied zwischen der totalen Abhängigkeit des Kindes und der relativen Abhängigkeit des Erwachsenen herauszuarbeiten.

Der Mann hat vermutlich das sexuelle Interesse an seiner Frau verloren, weil er alles zu verdrängen pflegte, was ihn in der Beziehung unzufrieden machte. Er war immer lieb und freundlich, wie sie auch. Verdrängte Wut lähmt sehr häufig auch die Erotik eines Paares. Nach wie vor verbindet die beiden die Neigung zur Verdrängung und Verleugnung von Aggressionen. Auch sie kann keine Störung im Kontakt mit ihm wahrnehmen, die groß genug ist, um sie wütend zu machen und ihr mehr Abstand nahezulegen. Lieber fragt sie *ihn*, ob er sein Verhalten nicht selbst merkwürdig findet. Sobald die beiden herausfinden, was diesen Aggressionsverleugnungspakt so unentbehrlich macht, verändert sich ihre Situation.

Ferner wäre es wichtig, die Haltung der neuen Frau herauszuarbeiten. Weiß sie nichts von der telefonischen Verbindung zwischen ihrem Liebhaber und seiner Exfreundin? Will sie es nicht wissen? Ist sie eifersüchtig, oder hat ihr Freund nach der ersten Meisterin in der Verleugnung von Aggressionen ein Ebenbild auserwählt?

Spannend wird es auch, wenn der Exfreund die neue Partnerin heiratet oder beide ein Kind bekommen. Auch dann zeigt sich, wie intensiv Partner nach einer Trennung im Unbewussten verbunden geblieben sind. Sie reagieren auf solche Veränderungen mit heftigen Affekten, die oft mit unbewusstem Neid auf den Vorsprung eines zum Selbst-Symbol gewordenen Partners zusammenhängen.

Ich kannte einmal einen Mann, der nach 20 Jahren, in denen er getrennt von seiner Frau gelebt hatte, immer noch manchmal, wenn ihn etwas ängstigte, ihren Namen rief, als sei sie eine Schutzheilige. Als er von gemeinsamen Bekannten hörte, seine Ex habe geheiratet und ein Kind bekommen, reagierte er mit einem heftigen Nesselfieber.

Spannungsabfall in den erotischen Batterien

Sie lieben sich sehr, verstehen sich ausgezeichnet und fühlen sich sehr verbunden. Sie haben eine gemeinsame Wohnung bezogen und verbringen viel Zeit miteinander, pflegen sogar gemeinsame Hobbys. Und doch beginnt sich ein Problem zwischen sie zu schieben. Nach acht Jahren Beziehung hat die erotische Spannung zwischen ihnen erheblich abgenommen. Sie reden offen darüber, kommen aber zu keiner Lösung, wie sie ihr Sexualleben wieder auf Touren bringen können. Der Mann schlägt schließlich vor, sich eine offene Beziehung zu gestatten. Das könnte möglicherweise auch die gegenseitige Attraktivität wieder anfeuern. Sie ist nicht grundsätzlich dagegen, zweifelt aber: Würden sie nicht ihre Liebe gefährden, wenn beide sexuelle Erfahrungen außerhalb der Beziehung suchen?

ERSTE ANTWORT:

Erotische Mangelzustände mit technischen Empfehlungen anzugehen hat etwas vom Anfachen eines Feuers durch Wassergüsse. Manche Beziehungen belebt ein Fremdgeh-Abenteuer, andere belastet es nur, oder sie überleben es nicht. Genau wissen das die Beteiligten erst nachher. Da ist schwer zu raten, ob es besser ist, etwas zu riskieren, um die Lust zu steigern, oder den Verlust an erotischer Spannung durch Trauerarbeit zu kompensieren. Bei diesen beiden Partnern scheint mir das Problem allerdings woanders zu liegen. Ich glaube nicht, dass der Mangel bei beiden so einhellig und einträchtig wahrgenommen wird, wie sie es einander vormachen. Partner empfinden den Verlust an erotischer Spannung fast nie als harmonisch. Störungen im Sexualleben kommen meist daher, dass einer der Partner sexuell frustriert ist und sich zurückzieht. Die beiden sollten ihre Scheinharmonie aufgeben und unterschiedliche Wahrnehmungen des Erotik-Mangels zulassen. Vermutlich käme schon dadurch wieder mehr Spannung in die Beziehung.

ZUM VERSTÄNDNIS:

Die Bilder vom Schwinden der erotischen Spannung, vom Gleichgültigwerden und vom Auseinanderleben haben eine wesentliche Gemeinsamkeit. Sie suchen dort Harmonie herzustellen, wo gar keine ist. Sie basteln ein WIR umso intensiver, je mehr es zu zerfallen droht.

Und darum wird beim happy end im Film jewöhnlich abjeblendt, dichtete Kurt Tucholsky. Das Paar fällt sich nach überstandenen Gefahren und besiegten Rivalinnen/Rivalen in die Arme, die Geigen schluchzen, der Kuss währt lange und sagt: »Wir bleiben für immer zusammen.«

Die Details sind dann eher lästig. Wir klären sie lieber später. Oft scheitert an ihnen die ganze Angelegenheit, noch ehe sie so recht begonnen hat.

Ich lernte einmal ein Paar kennen, das für immer zusammenbleiben wollte, sich dann aber über der Frage zerstritt, ob seine oder ihre Eltern den Hochzeitsschmaus finanzieren sollten.

Ziehen wir in meine oder in deine Wohnung/Stadt? Muss ich meinen Stammtisch aufgeben, wenn du deine beste Freundin nicht mehr siehst, die immer gegen mich gehetzt hat? Darf ich noch bergsteigen gehen, wenn du meinetwegen nicht mehr in die Volkstanzgruppe gehst, deren glutäugigen Prinzipal ich nicht ausstehen kann? Ich schwöre, ich werde mein Motorrad verkaufen, wenn du schwanger bist. Ich räume immer meine Klamotten in die Waschmaschine, du lässt deine einfach fallen. Ich schalte das Licht aus, wenn ich nur eine Minute aus dem Zimmer gehe; du lässt deine Anlage Tag und Nacht auf *standby* laufen. Es ist doch nur eine winzige Mühe, eine lächerliche Kleinigkeit. Bist du nun zu egoistisch oder zu dumm, sie mir zuliebe zu ändern? Da kannst du dir das Gerede über Liebe und Partnerschaft sparen!

Den Zustand, in dem solche Konflikte wurzeln, nennt man *Zusammenleben*. Wer genauer hinsieht, bemerkt überrascht, dass der Zusammenzwang die Partner am Leben hindert. Die Partner sind sich viel zu nahe, sie ersehnen die Symbiose, das Opfer der Persönlichkeit im Namen der Liebe. Sie sind wie zwei Bäume, die zu dicht nebeneinanderstehen. Wachstum findet nur an den Außenseiten einer verfilzten Krone statt.

Je höher der Anspruch ist, den ein Paar an sich stellt, desto verborgener bleiben solche Konflikte. Wir haben uns auseinanderentwickelt! Unsere erotische Spannung hat abgenommen! Solche Sätze gleichen dem Versuch, einen drohenden Bankrott durch das Drucken von Falschgeld abzuwehren. Es gibt kein reales Wir mehr. Es gibt ein Ich, das sich selbst und dem anderen Ich weismachen will, es sei immer noch ein Wir vorhanden, das nun in edler Gemeinschaft das Problem der Lieblosigkeit zum Gemeinsamen macht, um die Aggressionen zu verschleiern und die Existenz von Tätern zu leugnen. Beide sind Opfer eines geheimnisvollen Prozesses, den sie Auseinanderleben, Spannungsschwund usw. nennen. Solche Begriffe beschreiben Beziehungsschicksale wie ein meteorologisches Phänomen. Nach dem Frühling der Herbst, nach dem Zusammen- das Auseinanderleben. Für das Zusammenleben habe ich mich entschieden. Auseinandergelebt haben wir uns unbemerkt.

Es gibt aber immer einen oder eine, der oder die enttäuscht ist und um der (Pseudo-)Harmonie willen seinen/ihren Frust verschluckt, bis er das Verhalten vergiftet und dieses Gift auch den Partner ansteckt. Das falsche Wir zwingt dem Partner Komplizenschaft auf.

Gegen ein »Ich langweile mich«, »Ich habe mich in eine/einen andere(n) verliebt« wütet ein Ich und kann zusammen mit einem zweiten Ich den Weg aus der Krise finden. »Wir haben uns auseinandergelebt« macht jeden ohnmächtig, dem dieser heimtückische Ausstieg als Zweitem einfällt.

ZUR THERAPIE:

Allein die Tatsache, dass Therapiebedarf entstanden ist, bietet auch einen Ansatz, das falsche Wir aufzulösen. Umgekehrt ist die Pseudoharmonie, die auch in einer drohenden Trennung um jeden Preis aufrechterhalten werden soll, ein kaum überwindliches Hindernis.

In unserem Fallbeispiel sind die Partner sich noch unsicher und setzen auf Eskalation, wenn sie die Möglichkeit eines Seitensprungs oder einer offenen Beziehung diskutieren. Dass ein Paar, dessen wechselseitige Leidenschaft der Harmoniesucht erlag, in schöner Symmetrie und mit dem Empfinden einer eleganten Lösung über sexuelle Abenteuer mit Dritten spricht, ist zwar nicht unmöglich, aber doch recht selten. Irgendwo und irgendwann hört die Gemütlichkeit auf, und die bisher unterdrückten Aggressionen lassen sich bearbeiten.

Aggressionsvermeidung in einer Liebesbeziehung ist kein einfaches Thema für die Paartherapie. In dem Kinderglauben, der sich in der Liebe länger erhält als überall sonst, sind Menschen entweder lieb oder böse. Dass jemand, der lieb ist, auch böse sein darf, sogar muss, wenn die Beziehung zu stagnieren droht, weckt Ängste, verlassen zu werden. Über diese Ängste sollte gesprochen werden, um den Spielraum auszutesten, der Bewegung in den Harmoniesumpf bringen könnte.

Der Therapeut muss dem Paar die Sicherheit geben, dass kritische oder konfliktträchtige Äußerungen durch seine Anwesenheit und seine Haltung entschärft werden. Wenn es ihm beispielsweise gelingt, den von ihm vermuteten Spannungen einen humorvollen Aspekt abzugewinnen und sie in dieser Form zum Thema zu machen, finden die Partner den Mut, offener zu sprechen. Die erotische Leere in einer Beziehung entsteht meist nach dem Mechanismus der Depression, wonach Aggressionen verarbeitet werden, indem sie sich nach dem Motto »Schließlich bin ich selbst schuld!« gegen das eigene Ich richten. Dieses geht zwar bedrückt aus einer solchen Strategie hervor, behält aber die Situation unter Kontrolle und kann sich selbst als tadellosen, unangreifbaren, zu jedem Verzicht bereiten Musterpartner idealisieren, der leider nur ziemlich langweilig ist.

Es ist oft erschütternd, wie wenig Partner voneinander wissen, weil sie sich nie über die Grenzen hinausgewagt haben, welche durch ihre Fantasie über die Kränkbarkeit des Gegenübers gezogen wurden.

Ich behandelte einmal einen Mann, der vor seiner Ehe leidenschaftlicher Bergsteiger und Kletterer war. Er hatte seine neue Freundin einmal gefragt, was sie denn von diesem Sport halte. Sie wollte davon nichts wissen, das sei gefährlich, sie sei nicht schwindelfrei, es reiche doch auch, auf normalen Wegen zu wandern. Daraufhin gab er diesen Sport auf und sagte erst in der Therapie, dass er immer wieder sehnsüchtig in der Alpenvereinszeitschrift, die er immer noch abonniert habe, von Kletterkursen lese. Aber er könne ihr das unmöglich zumuten, sie würde ihn verstoßen.

Die Frau war höchst verwundert, von diesem Hintergrund seiner oft mürrischen, zurückgezogenen Wesensart zu erfahren. Sie hatte doch nur nicht *selbst* klettern wollen, wenn er aber mit Freunden oder einem Bergführer losziehe, was solle sie da für Einwände haben? Jetzt stellte sich heraus, dass der Ehemann eine Mutter hatte, die keinen Widerspruch duldete. Sie hatte ihn als ihren Herzensschatz zu sich gezogen und im Bündnis mit ihm den kalten Vater verachtet.

Sie hatte ihn verwöhnt, aber sie wusste auch besser als er selbst, was gut für ihn war. Und sie hatte ihm einen Heidenschrecken eingejagt, wenn er einmal versuchte, sich gegen sie zu stellen. Dann wurde sie jähzornig, schlug auf ihn ein, riss ihm die Haare aus und veränderte sich in einer Weise, die ihn zutiefst beschämte und die er seiner lieben, guten Mutter unbedingt ersparen musste.

Soll sie ihn umgestalten?

Sie sind seit fünf Wochen ein Paar. Er trägt schon seit mehreren Jahren langes blondes Haar, wie ein Rockstar, und ist auf seinen Schopf besonders stolz. Seine neue Freundin teilt diese Begeisterung nicht. Sie bettelt andauernd darum, dass er sich endlich wieder einmal die Haare schneiden lassen soll. Schließlich macht er wirklich einen Friseurtermin, der seiner langen Pracht ein Ende bereiten soll. Sie ist zufrieden, und er gibt sich zufrieden. Aber zu Freunden sagt er vor dem Friseurbesuch: »Ich gehe jetzt dahin, obwohl ich immer noch nicht weiß, warum das nötig ist.« Was bedeutet es, wenn schon in der Phase der heißen Verliebtheit die Frau dringenden Änderungsbedarf beim Mann sieht?

ERSTE ANTWORT:

Gerade in der Zeit der Verliebtheit testet man die Veränderungsbereitschaft des anderen aus. Dass Partner sich so lieben müssen, wie sie sind, ist ein Mythos. Man liebt ein Bild, welches man sich vom Partner macht, um sich selbst besser, sicherer in Männlichkeit oder Weiblichkeit zu fühlen. Und es ist völlig normal zu versuchen, den anderen dieser Vorstellung möglichst anzugleichen.

Das Gegenüber hat die Möglichkeit, sich zu wehren oder zu fügen. Offenbar fürchtet der Mann in unserem Beispiel nicht, wie Samson durch Delila mit dem langen Haar auch seiner Stärke beraubt zu werden. Sonst müsste er seine Mähne verteidigen wie ein Löwe. Vielleicht gewinnt er sogar dem Gedanken etwas ab, sich seiner Freundin zuliebe zu verändern. Das wäre ein Zeichen von Großmut, eine wichtigere Löwentugend als der Besitz einer Mähne.

ZUM VERSTÄNDNIS:

Pygmalion, ein Bildhauer aus Zypern, schuf nach einem in mehreren Variationen überlieferten Mythos ein Bild der Göttin Aphrodite. Er verliebte sich so sehr in die von ihm geformte Göttin, dass ihn keine andere Frau trösten konnte. Von seinem Leid gerührt, belebte Aphrodite dieses Bild. So gewann Pygmalion die ideale Geliebte und vermählte sich mit ihr.[4]

Mit dieser mythologischen Metapher ist ein Motiv umschrieben, einen Liebespartner umzugestalten, ihn zu verändern, manchmal auch ihn zu retten, zu erlösen, von einem Makel zu befreien. Er soll so werden, wie ich ihn brauche, um mich sicher zu fühlen. Den Menschen, der ein ungefestigtes Selbstgefühl auf diese Weise stützt, nennen wir Selbstobjekt. Hinter jedem Pygmalionphänomen steht der Wunsch nach einer ausgeprägten Selbstobjektbeziehung; umgekehrt führt aber nicht jede Selbstobjektbeziehung zu Versuchen, den Partner umzugestalten.

Das Bedürfnis nach einem Menschen, der ganz genau so ist, wie ich ihn brauche, entsteht nach den psychoanalytischen Beobachtungen aus der Suche nach einer narzisstischen Stabilisierung. Es wirkt umso heftiger auf die Psyche, je ungeschützter diese in ihren frühen Entwicklungsphasen Ängste und Aggressionen verarbeiten musste.

In der Folge entwickelt sich eine verfrühte Autonomie. Die kränkende Sehnsucht nach dem symbiotischen Liebesobjekt wird zunächst verdrängt, aber in der Adoleszenz angesichts der reifenden Sexualität wiederbelebt und dann in verwirrenden Mischungen von Nähe- und Kontrollwünschen, heftigen Ängsten vor »falscher« Nähe und extremer Verlassenheitsangst verarbeitet.

Dass Menschen einander verändern wollen, ist trivial. Es gibt eine ganze Reihe sozialer Beziehungen und gesellschaftlicher Organisationen, die keine andere Aufgabe haben: die Schule, das Handwerk, das Militär. In Liebe und auch Freundschaft jedoch führen solche Veränderungswünsche zu Konflikten, sobald einer der Partner sich bewusst oder unbewusst vor die Wahl gestellt fühlt, entweder sich aufzugeben oder die Beziehung.

Nach einem romantischen Ideal schafft Liebe wertbefreite Räume und ermöglicht doch Heimat. Freund oder Freundin, Geliebter oder Geliebte sind anzunehmen wie ein Geschenk. Daher geraten Personen in Schwierigkeiten, die solche Geschenke nicht annehmen können, weil sie das Fremde ängstigt, das nicht von ihnen gestaltet ist, nicht ihren Erwartungen entspricht. Sie sind heftigen biografischen Belastungen ausgesetzt. Kaum etwas spricht deutlicher für die Schwäche des Intellekts angesichts der Emotionen, als zu beobachten, wie kluge, in anderen Bereichen der Bewältigung an sie gestellter Aufgaben vorzüglich tüchtige Menschen an der scheinbar banalen Aufgabe scheitern, einen Liebespartner so zu nehmen, wie er ist, sein Verhalten, seine Möglichkeiten realistisch einzuschätzen und nüchtern zu unterscheiden, wo eigener Kraftaufwand etwas erreicht, wo er etwas verdirbt und der Verzicht auf aussichtsloses Bemühen das kleinere Übel ist.

ZUR THERAPIE:

Solange ein Mann keine Probleme hat, die Wünsche seiner Freundin zu tolerieren und ihr entgegenzukommen, wird in der Beziehung niemand einen Therapiebedarf verspüren. Freunde, die beispielsweise eine solche Nachgiebigkeit charakterlos finden und ihn deshalb in eine Behandlung schicken wollen, sollten eher wegen dieser Übergriffigkeit selbst etwas unternehmen, als Gehör zu finden.

Wie sich die Thematik entwickeln wird, hängt stark von der Frau ab. Sie hat sich exponiert, er hat nachgegeben; wenn sie jetzt zufrieden ist und dankbar sein Opfer annimmt, bleibt es bei einer liebevollen Geste. Wenn sie allerdings von ihm hören möchte, dass *sie* sich unsterbliche Verdienste erworben hat und *er* ihr auf ewig dankbar sein muss, dass sie ihn von seiner grässlich unmodischen Hippie-Frisur befreit hat – jetzt müsste er nur noch, um in der guten Entwicklung fortzufahren, seinen alten Saab durch einen neuen BMW ersetzen und die Schlabberjeans durch Armani-Anzüge –, dann verdüstern sich die Zukunftsaussichten der Beziehung.

Wünsche, der Partner möge sich verändern, werden in der Paartherapie weder unterdrückt noch erfüllt. Sie gelten als *Zeichen* für Sicherheitsbedürfnisse, für Wert- und Geschmacksurteile, für Toleranz und Intoleranz, für das narzisstische Bedürfnis nach einem Spiegelbild.

Wenn der Partner einem Ersuchen um Veränderung nachkommt, schenkt er der Beziehung ein Stück Harmonie und raubt ihr ein Stück Vielfalt. Wir sollten uns an den Partner anpassen, wo es nötig ist, und davon abgesehen so viele Unterschiede zu ihm pflegen, wie es möglich ist. Deshalb wird der Therapeut ein unbehagliches Gefühl nicht los, wo Leben geopfert wird, weil ein Partner es wünscht.

Der häufigste Fall ist hier ein Kind, das abgetrieben wird, weil einem der Partner seine Planung wichtiger ist. Aber es gibt auch den kinderlosen Mann, der sich einer Frau zuliebe sterilisieren lässt, die bereits Kinder hat und keine weiteren möchte. Von endgültigen Schritten rate ich grundsätzlich ab; ich habe zu oft miterlebt, wie diese Entscheidungsfreude später bereut wurde.

Verglichen damit sind die abgeschnittenen Haare harmlos; sie wachsen nach. Aber der Mann könnte sich auch darauf mit seiner Freundin verständigen, seine Haare zu einem Pferdeschwanz zu binden, wenn er mit ihr ausgeht, und die Mähne mit seinen Freunden offen zu tragen. Und er sollte klären, ob es um ihre eigene Kritik an seiner Mähne geht oder ob sie diese einer Freundin nachbetet.

Jede Beziehung ist heute interkulturell, denn es gibt keine gemeinsame Norm mehr. In der Zivilgesellschaft regeln Gesetze den Rahmen; Individuen füllen ihn mit ihrem Streben nach Glück. Wenn sich ein Deutscher in eine Griechin verliebt, geht das nicht ohne eine gemeinsame Sprache – das kann Englisch sein oder eine der Muttersprachen. Aber später entwickelt sich die Beziehung vielfältiger, wenn er Griechisch lernt, sie Deutsch, und die Kinder in beiden Sprachen aufwachsen, weil der Vater deutsch mit ihnen spricht und die Mutter griechisch.

Ein unmoralisches Angebot des Schwiegervaters

Über seine Familie hat er seiner Freundin nie viel erzählt, nur dass das Verhältnis zu seinem Vater schwierig sei. Schließlich sind sie das erste Mal bei seinen Eltern zu Besuch. Als sie kurz mit seinem Vater alleine im Wohnzimmer sitzt, rückt dieser vertraulich näher und sagte ihr, dass er sich sehr freue, dass sein Sohn so einen guten Fang gemacht habe. Sonst habe er ja noch nicht wirklich viel in seinem Leben hinbekommen. Und wenn er, der Vater, nur ein paar Jährchen jünger wäre, würde er sie seinem Sohn glatt ausspannen. In diesem Moment kommen der Sohn und seine Mutter zurück ins Zimmer. Sie lässt sich nichts anmerken, ist aber verunsichert: Soll sie mit ihrem Freund über das Gespräch reden oder es lieber für sich behalten?

ERSTE ANTWORT:

Schon Freud beschrieb das »Schwiegermutter-Tabu« – der Bräutigam darf in manchen Primitivkulturen seiner Schwiegermutter nie alleine begegnen. Auch das Verhältnis zwischen Schwiegervater und Schwiegertochter kann erotisch sehr aufgeladen sein. Der Vater fühlt sich herausgefordert, will beweisen, dass er eigentlich der bessere Mann für die junge Frau wäre.

Natürlich sollte sie mit ihrem Freund darüber reden, sich aber beim nächsten Mal auch direkt derlei Unverschämtheit verbitten. Der Vater des Freundes hat den Respekt verwirkt, der seinem Alter gebührt, sollte in einem Fall wie diesem aber auch kein Anlass sein, den Humor zu verlieren. Derlei Begehrlichkeiten sind so verbreitet, wie das Ödipusthema es eben ist. Sie wirken nur deshalb so befremdlich, weil die soziale Norm uns überzeugen möchte, sexuelle Fantasie habe sich in Altersklassen abzuspielen.

ZUM VERSTÄNDNIS:

Der Schritt aus der Zweisamkeit in Freundeskreise und Familien stellt Paare vor Aufgaben, welche die arrangierten Ehen nicht kannten. Der Schwiegervater-Schock der Frau ist ein drastisches, aber nicht überzogenes Beispiel für die Anarchie im Umfeld der individualisierten Liebe. Alles ist möglich, mit allem müssen wir rechnen – aber das Paar hat immer auch die Chance, eigene Gesetze und Regeln zu finden, nach denen die Ursprungsfamilien einbezogen werden.

Warum hat sich die Frau bisher nicht dafür interessiert, welche Probleme ihr Freund mit seinem Vater hatte? Vielleicht dachte sie, der Regel zu folgen, dass jeder Partner die eigenen Familien-Altlasten entsorgt. Aber diese Faustregel gilt nur für den Notfall, dass sich Schwiegereltern als unverträglich erweisen. Dann allerdings ist sie beziehungsrettend.

Wenn ein Ehemann darauf besteht, dass sich seine Frau liebevoll um eine Schwiegermutter kümmert, die schon immer »einen schwierigen Charakter hatte«, muss er zurückstecken, sobald sich herausstellt, dass dieser schwierige Charakter darin besteht, jedem zugewandten Menschen das Leben schwer zu machen. Der Paartherapeut lernt Söhne kennen, die selbst ihre Mutter nicht ertragen können, sich aber keineswegs scheuen, ihre Liebste an diese Front zu schicken.

Ähnliches kann sich zwischen Vätern und Söhnen abspielen. Unser Mann will sich nicht mit seinem Vater streiten, will keinen Konflikt riskieren, daher seine vage Rede vom schwierigen Verhältnis. Der Vater fühlt sich entwertet, entwertet seinerseits den Sohn und bläht sich auf zu dessen Konkurrenten.

ZUR THERAPIE:

Familien sind Ressourcen. Großeltern sind wertvoll, wenn ein Paar Kinder hat. Gute Beziehungen nach allen Seiten dienen dem Paar am besten. Um sie aufzubauen, ist strategisches Denken hilfreich:

Schone deine Kräfte, vermeide aussichtslose Kämpfe, bestimme das Geschehen auf dem Schlachtfeld.

Das Paar müsste sich *vor* dem Besuch über die anstehenden Probleme und seine Ziele einigen und dann taktisch vorgehen, um die Schwiegereltern einzubinden. Es schadet nie, wenn Partner aufmerksamer werden, was die Beziehungen des Liebsten zu Eltern, Geschwistern und Freunden angeht. Vermeidung rächt sich hier. Sobald wir besser verstehen, was unsere Liebsten als Kinder im Elternhaus erlebt haben und wie sie darauf reagierten, verstehen wir auch besser, was in unserer Partnerschaft geschieht.

Der Mann verschweigt, was ihn an seinem Vater gekränkt hat, und lässt seine Freundin unvorbereitet in die Falle tappen. Er hat sich sozusagen polar zu seinem Vater entwickelt: Wo dieser eilfertig mit seinem plumpen Angebot ins Haus fällt, hält der Sohn sich so gründlich zurück, dass der Mann, der ihn als Kind wohl mehr beeinflusst hat als alle anderen, noch nie Thema der Gespräche mit seiner Freundin wurde.

Vermutlich ist er sich der Hypothek nicht bewusst, die sich dadurch auf seine Beziehung legt. Eltern sollten ein Teil unserer Geschichte sein. Das heißt, wir können gelassen von ihnen erzählen und erkennen, was wir ihnen verdanken, was sie uns schuldig geblieben sind. An unsere Geschichte können wir uns erinnern oder sie vergessen, je nachdem, was wir wollen. Das unterscheidet sie von der traumatischen Erfahrung. Sie zwingt sich uns auf, wir *müssen* an sie denken, ohne uns das zu wünschen (etwa im Albtraum, in der Zwangserinnerung). Oder wir verdrängen sie, als hätte es einen Teil unserer Vergangenheit nicht gegeben.

Liebespartner können einander darin unterstützen, ihre Elternbeziehungen Geschichte werden zu lassen. Das gilt besonders dann, wenn sie Kinder haben. Kinder sollten die eigene Kindheit beleben – nur so können wir uns in sie einfühlen und verhindern, dass unser Erziehungsehrgeiz das liebevolle Band zerreißt, das uns mit ihnen verbindet. Wenn nun dieses Band zu unseren Eltern bereits zerrissen ist, verlieren wir die Fähigkeit, seine Belastbarkeit einzuschätzen.

Der Mann unseres Beispiels ist vermutlich ein ödipaler Sieger. Seine Mutter hatte sich ihm so leidenschaftlich zugewandt, dass der Vater ausgeschlossen blieb; der Vater hatte sich wenig auf ihn bezogen und abgewartet. So kam es zu keiner Triangulierung – jenem wichtigen Entwicklungsschritt, in dem ein Kind entdeckt, dass es *zwei* Liebesobjekte hat. Der Sohn konnte sich nicht von der Mutter lösen und sich auch für den Vater interessieren. Er wurde zum Vertrauten der Mutter, die über ihren Ehemann, dessen sexuelle Ansprüche, vielleicht auch dessen Fremdgehen klagte.

Ein Teufelskreis entstand: Je gekränkter sich der Vater fühlte, desto mehr kränkte er auch Mutter und Sohn, suchte Zuflucht im phallischen Imponiergehabe und entwertete den Sohn, der ihm entglitten war. In der Begegnung mit der Freundin wiederholt der Vater eine Kränkung, die er erlebt hat, als sein Sohn geboren wurde und plötzlich wichtiger war als er.

Liebe und Lügen

Eine heftige Affäre – oder vielleicht auch eine Beziehung, für beide ist noch nicht ganz klar, was aus ihrer Geschichte werden soll. Einmal, als er bei ihr zu Hause eine Nacht verbringt und sie im Badezimmer ist, sieht er zufällig ihre Lohnsteuerkarte auf einer Kommode liegen. Neugierig schaut er hin und entdeckt zu seiner Überraschung, dass sie erstens mehr verdient als er und zweitens acht Jahre älter ist, als sie ihm gesagt hat. Er ist gekränkt und fühlt sich hintergangen – ist gleichzeitig auch ein wenig stolz darauf, dass er offenbar eine erfolgreiche Frau erobert hat, die noch dazu jünger aussieht, als sie ist. Er fragt sich, ob er sie darauf ansprechen soll, und entscheidet sich vorsichtshalber dagegen. Bald beendet er jedoch die Affäre.

ERSTE ANTWORT:

Wer dem Partner nahekommen will, muss lernen, sich über Ängste auszutauschen und sie nicht zu leugnen. Vermutlich verschweigt die Frau ihr wahres Alter, weil sie fürchtet, sonst nicht attraktiv genug zu sein. Er aber verschweigt seine Entdeckung, weil er souverän erscheinen möchte. Ein cooler Typ, gar nicht neugierig. Er hätte durch ein Geständnis seiner Verlegenheit auch ihr die Chance gegeben, ihm reinen Wein einzuschenken. Vielleicht hätten die beiden sogar noch mehr Ängste tauschen können wie Kinder Briefmarken – eine sehr intime Beschäftigung. Stattdessen behauptet er seine Pseudo-Überlegenheit und sieht sich schließlich in der Rolle des Unterlegenen, mit dem eine Frau ihr Spiel treibt. Er fühlt sich seiner Führungsrolle beraubt – und nimmt Reißaus, ohne dass es zur Klärung kommt. Schade. Ich sage manchmal: Rückzug ist in einer Beziehung so destruktiv, dass wir ihn uns nur erlauben sollten, um Gewalt zu vermeiden. Für die gemeinsame Zukunft wäre es besser gewesen, er hätte ihr eine Szene über die Schwindelei gemacht und zugelassen, dass sie ihm im Gegenzug eine über seine Indiskretion macht.

ZUM VERSTÄNDNIS:

Mit einer absoluten Wahrheitsethik scheitern wir in Beziehungen an Klippen, die umschifft werden können, wenn die Gründe für Verheimlichung oder Lüge zählen und auf diese Weise zwischen liebevollen und lieblosen Lügen unterschieden werden darf.

Die Lüge gehört zur Liebe wie der moralische Kampf gegen sie, den der Königsberger Philosoph Immanuel Kant am schärfsten geführt hat. Er verbot selbst dann die Lüge, wenn die Wahrheit Leib und Leben schädigen würde.

Nach Kant darf ich auch den Räuber nicht anlügen, der mich fragt, ob ich irgendwo Geld versteckt habe.

Arthur Schopenhauer war hier dem Leben näher; er unterschied die berechtigte Lüge, die höhere Güter schützt und barmherzig sein kann, von einer betrügerischen, die nur eigene Vorteile im Sinn hat. Im Gesetz der meisten Staaten ist verankert, dass eine Lüge straffrei bleibt, wenn die Wahrheit heftige Nachteile für den Betroffenen mit sich bringt, ihn beispielsweise einer Straftat überführt.

Gutartige Lügen dienen dem Selbstschutz oder der Schonung Dritter; bösartige fördern Betrug, Verleumdung und Intrige. Schopenhauer hat die Lüge befürwortet, wenn sie das einzige Mittel ist, sich gegen zudringliche Fragen zu wehren, deren Abweisung durch Schweigen die Zudringlichkeit fördern würde.

Ähnliches lässt sich zu einer absoluten Diskretionsethik sagen. Tagebücher, Briefe, Handy und E-Mails des Partners ohne dessen Billigung einzusehen ist nicht in Ordnung. Es widerspricht den Grundsätzen eines respektvollen Umgangs, ungefragt in die Intimsphäre eines anderen einzudringen. Gleichzeitig sucht Liebe nach Raum, dringt ein, setzt Neugier frei, will alles vom Partner wissen und erforschen. Oft reicht ihr dabei die Angst die Hand, verlassen oder verraten zu werden, wo man nicht kontrolliert.

Wenn nun das Unerwünschte geschehen ist – die Lüge oder die grenzüberschreitende Neugier –, steht die Beziehung am Scheideweg. Ist sie fehlerfreundlich? Was kann sie verzeihen, mit einer zweiten Chance versehen, was nicht?

Hier lassen sich eine perfektionistische und eine realistische Ethik unterscheiden. Kant hat die Lüge wie einen Meineid gesehen: Das gebrochene Versprechen sabotiert jede Möglichkeit, dass Menschen untereinander Verträge schließen, und zerstört damit die Gemeinschaft schlechthin. Schopenhauer geht vom Zusammenhang aus, vom Austausch: Respekt gegen Respekt, Wahrheit gegen Wahrheit; einen Räuber darf ich anlügen, um meine Rechte zu wahren. Kant macht uns darauf aufmerksam, dass viele Menschen eine Lüge nicht verzeihen können, weil sie durch diese für immer misstrauisch werden. Schopenhauer warnt, sich vom abstrakten Gebot die Orientierung am (Mit-)Gefühl rauben zu lassen.

ZUR THERAPIE:

Muss ich meinem Partner alles sagen? Darf ich ihm wichtige Dinge verschweigen? Solche Fragen wecken viel Unsicherheit und rufen daher nach einer eindeutigen Antwort in der einen oder anderen Richtung. Die Therapie unterstützt aber in der Regel beides: Sie erlaubt das Geheimnis und fördert die Offenheit. Ob Heimlichkeiten oder Lügen eine Liebe dauerhaft schädigen, lässt sich nicht von außen entscheiden; die Partner werden ihren Konsens finden oder sich einander entfremden.

Das therapeutische Vorgehen unterstützt die Partner in dem Prozess, sich auf liebevolle Weise von der Illusion zu lösen, Liebe heiße, Erwartungen zu erfüllen. Denn jeder Partner hat Grenzen, innerhalb derer er Erwartungen erfüllen kann: Diese Grenzen gilt es auszuloten.

Die Umstürze der Reformation haben Veränderungen im Liebesmodell den Weg gebahnt. Ein wesentlicher Punkt ist die Lehre Martin Luthers über den *Glauben.* Nur dieser erlöst. Gute Werke oder der Gehorsam gegenüber Kirche und Obrigkeit genügen nicht, ein gekaufter Ablass macht Gott gar zum Krämer.

Ähnlich trägt der *Glaube* an die Liebe des Partners und an die eigene Liebe die moderne Partnerschaft. Er ist wichtiger als Anpassung oder Liebesbeweis. Wer an die Liebe glaubt, wird sich durch Störungen nicht so leicht aus dem Kurs bringen lassen. Er kann auch an einen Partner glauben, der krumme Wege gegangen ist.

Es ist oft jammerschade, wie viel an Entwicklungsmöglichkeiten sich Menschen rauben, weil sie sich gegen jede Einsicht sperren, dass Liebe böse Fehler machen und doch Liebe sein kann. Ein Kind, das der Mutter Geld aus der Brieftasche stiehlt, ist so wenig jenseits einer aufrichtigen Liebe zu dieser Mutter wie eine Frau oder ein Mann, welche den Partner für ein Liebesabenteuer hintergehen.

Im obigen Beispielfall wäre das therapeutische Vorgehen diese Suche nach dem Glauben an eine Liebe gewesen, welche Notlügen und Indiskretionen als Teil der menschlichen Realität akzeptiert. Dann kann das Eingeständnis der Ängste, die den Umgang mit diesen Themen erschweren, zu einem Vitamin der Beziehung werden.

Die Partner werden umso besser miteinander umgehen, je genauer sie sich einschätzen können, je mehr sie auch über die wechselseitigen Fähigkeiten wissen, Kränkungen zu verarbeiten. Wer die empfindlichen Punkte des Partners respektiert, nimmt auch Rücksicht auf das, was dieser aufnehmen kann und was nicht, was somit lieber verschwiegen als besprochen wird.

Denn:

> Ein Mensch, der spürt, wenn auch verschwommen,
> er müsste sich, genau genommen,
> im Grunde seines Herzens schämen,
> zieht vor, es nicht genau zu nehmen.
>
> *Eugen Roth*

Nach der Geburt kam die (erotische) Eiszeit

Seit 20 Jahren sind sie ein Paar. Schon in der Schule lernten sie sich kennen und führen seither eine stabile Beziehung. Endlich ging auch ihr lang gehegter Lebenswunsch in Erfüllung: ein gemeinsames Kind. Jetzt ist ihr Sohn bald ein Jahr alt. Aber die beiden hatten seit der Geburt keinen Sex mehr miteinander. Auch während der gesamten Schwangerschaft hatte sie kaum Lust auf Beischlaf. Er betont immer wieder, dass das kein Problem für ihn sei, und erklärt es für ganz normal, in den ersten Monaten nach der Geburt eines Kindes keinen Sex zu haben. Sie jedoch empfindet das fehlende Sexualleben als großes Problem, zweifelt nun grundsätzlich an der Beziehung und überlegt, sich zu trennen. Was können die beiden tun?

ERSTE ANTWORT:

Der Mann tut gut daran, den Druck von seiner Frau zu nehmen und ihr einen positiven Ausblick zu geben. Allerdings liegt er mit seiner Ansicht falsch, dass hier kein Problem existiert. Mag sein, dass er noch dieselben erotischen Gefühle hegt wie früher und deswegen nicht beunruhigt ist, obwohl mir seine Gelassenheit ein wenig zu groß ist. Aber ihre Sexualität ist gestört. Ein Kind ändert viel in einer Beziehung. Oft öffnet das neue Familienmitglied einen Weg zu bisher unterdrückten Konflikten. Besonders, wenn es eine im Pausenhof begonnene Ehe ist. Möglicherweise hat die Frau schon länger Zweifel, ob er wirklich der Mann ihres Lebens ist. Ihre mütterlichen Gefühle für ihn haben sie aber gehindert, sich das einzugestehen. Und genau diese Gefühle haben jetzt ihren richtigen Ort gefunden – und welche Gefühle bleiben für ihren Mann? In diesem Fall wird sich das Problem nicht von alleine lösen. Die beiden müssen sich auf der Mann-Frau-Ebene neu finden, oder sie fangen in ein paar Jahren an, sich gegenseitig Mami und Papi zu nennen.

ZUM VERSTÄNDNIS:

Männer wie Frauen glauben oft, dass die Geburt eines Kindes zwischen den Partnern nichts verändert. Sie sind dann von tief greifenden Reaktionen überrascht. Unter ihnen ist das Verschwinden der Erotik gar nicht so selten. Die vorläufige Antwort lässt schon durchblicken, dass die Harmonie des Verzichts ihre eigenen Probleme mit sich bringt und den Verdacht aufwirft, dass auch der vorgeblich nicht leidende Mann eigene Komplexe in den ausdrucksstärkeren Klagen seiner Frau versteckt.

Hintergrund dieser Veränderungen ist eine neue Konstellation in der Bewältigung der frühen Bindungen an Mutter und Vater, die Freud anschaulich Ödipuskomplex genannt hat. Die literarische Prägnanz des Begriffs kann aber ein tieferes Verständnis der so vielfältigen kindlichen Leidenschaften auch erschweren. Da kleine Kinder bisexuell empfinden, ist das Klischee vom Vatermord und der Mutterliebe falsch eindeutig.

Das von dem Paar gezeugte und in das Paar hineingeborene Kind macht einen Mann und eine Frau mit einem Schlag zu Mutter und Vater. Dadurch werden frühe Erinnerungen, Scham- und Schuldgefühle, Wünsche und Ängste belebt, die vor allem dann Macht gewinnen, wenn das Paar bisher einander in der Erwartung bestätigt hat, die eigene Liebesbeziehung ganz anders (latent: viel besser) bewerkstelligen zu können, als das Vater und Mutter möglich war. Wer seinen Vater genügend gut fand und seine Männlichkeit ohne einen entwertenden Vergleich mit dem frühen Vorbild finden kann, wird unbefangener mit der Tatsache umgehen, dass er selbst Vater geworden ist.

Das Gleiche gilt für die Mutter: Eine Frau, die ihre Weiblichkeit nicht gegen die eigene Mutter (so wie sie ist, will ich nie werden!) gefunden hat, sondern unabhängig von solchen (Selbst-)Bewertungen sich an ihren Emotionen und der Situation orientiert, wird unbefangener das Kind und die Tatsache, dass sie nun selbst Mutter ist, in die sexuelle Seite ihrer Weiblichkeit einbetten können.

Bei einem Mann kann die Beobachtung, dass seine Frau schwanger ist und Mutter wird, die ödipale Hemmung der Sexualität gegenüber der Mutter wecken. Bei der Frau gilt dasselbe mit umgekehrtem Vorzeichen: Wenn sie als Kind die erotischen Fantasien zum Vater hin unterdrücken musste, wird sie vielleicht Hemmungen haben, mit dem frischgebackenen Vater unbefangen zu schlafen.

Andere Problemquellen sind Fantasien von einem extrem leidvollen, zerreißenden Geburtsgeschehen, die männliche Ängste wecken, eine Frau mit dem Phallus zu verletzen. Das weibliche Gegenstück ist eine Art nachtragende Wut gegen den Mann, der einem den Geburtsschmerz angetan hat. Nie wieder! Wenn die Erotik des Paares an Makellosigkeit gebunden ist, scheitern Paare oft daran, Toleranz angesichts von Sex unter widrigen Umständen zu entwickeln.

Ein Baby in der Wohnung schreit gerne im falschen Moment; Paare mit hoher Schambereitschaft und wenig Humor in ihrer erotischen Kommunikation verzichten dann lieber ganz, als solche Unterbrechungen liebevoll zu überwinden. Kaum können sie laufen, entwickeln Kinder hohe Suchbereitschaft für das Ehebett. Von unsicheren Männern oder Frauen werden sie erlebt wie ein strafender Richter, nicht wie die neugierige Unschuld auf der Suche nach dem Ort ihres Entstehens. Die manchmal behauptete traumatische Wirkung der *Urszene,* der Beobachtung des elterlichen Verkehrs, wurzelt nicht in den Fakten, sondern in ihrer Bewertung. Eltern, die wütend auf das störende Kind reagieren, verletzen es in der Tat; alles andere lässt sich durch Takt und Verhandlungsgeschick lösen.

ZUR THERAPIE:

Eine Therapie in dieser Situation sollte das Paar darin unterstützen, die unbewussten Kränkungen zu verarbeiten, welche in der Zweierbeziehung nach der Geburt eines Kindes entstehen. Liebe muss geteilt werden und über den Partner hinaus auch das Kind umgreifen. Das gelingt umso besser, je offener ein Mann und eine Frau miteinander umgehen und bereit sind, sich gegenseitig zu beschenken, ohne dem Gegenüber angesichts einer kleinen Kränkung gleich komplettes Versagen vorzuhalten.

Eben das ist der Zwang, dem eine früh gekränkte Psyche unterworfen ist: Sie kann, solange das Trauma nicht verarbeitet ist, nicht zwischen kleinen Problemen und Katastrophen unterscheiden. Wir erkennen die traumatisierte Psyche daran, dass sie Beziehungen oder Situationen überoptimal darstellt. Sie sucht nach kompensatorischer Perfektion und ist nicht in der Lage, das Wasser im Wein zu schmecken. Männer und Frauen wollen dann in ihrer Liebe absolut souverän, durch nichts anfechtbar, weder leicht zu beleidigen noch überhaupt nachtragend sein, gerade weil nichts davon wirklich zutrifft und die Reizbarkeit so übermächtig ist, dass beispielsweise das erste Zurückweisungserlebnis nach einer Phase schwärmerischer Symbiose ausreicht, um der Beziehung einen nicht wiedergutzumachenden Knacks zu verpassen.

Das Paradox der Kommunikation über Kränkungen ist, dass souveräne Personen über ihre Souveränitätsmängel und kindlichen Bedürftigkeiten sprechen können, während nicht souveräne Menschen um jeden Preis den Anschein der Souveränität aufrechterhalten müssen. Anders können sie sich ein Leben ohne erdrückende Scham- und Schuldgefühle nicht vorstellen. Daher kann ihnen der Partner keine Fehler verzeihen, weil sie selbst sich keine Fehler verzeihen können und diese nicht einmal benannt werden dürfen.

Die Therapie bietet einerseits eine haltgebende Beziehung, andererseits kann der Therapeut das Modell für eine Kommunikation werden, in der Fehler zugegeben, Kränkung, kindliche Bedürftigkeit, emotionale Abhängigkeit als normaler Teil des Erlebens von Männern und Frauen zugänglich gemacht werden. So können die Partner über das kommunizieren, was zwischen ihnen steht, und sich einander wieder nähern.

In der Sexualität drücken sich Probleme mit der Kränkungsverarbeitung so aus, dass es entweder nur eine perfekte Zweisamkeit gibt oder gar keine. Aus dem unüberschaubaren Gemisch von Lust und Unlust, Scham und Nähe, das sich in einer sexuellen Begegnung konkretisiert, wird durch Verleugnungen und Beschönigungen eine ideal erfüllende Situation gemacht, die keine Entwicklung zulässt.

Tanzmaus und Partymuffel

Sie sind beide Ende 20 und schon seit sieben Jahren zusammen. Mit ihrer Beziehung sind sie eigentlich ganz zufrieden. Nur eine Sache führt immer wieder zu Konflikten. Sie ist kein Kind von Traurigkeit, gerne feiert sie bis in die Morgenstunden. Ihm ist das viel zu anstrengend. Er meidet Clubs und Tanzflächen und trifft sich höchstens mit Freunden zum Bier. Ihr ist das viel zu langweilig. Also zieht sie mit ihren Freundinnen um die Häuser – und kommt öfter mal erst nachmittags am nächsten Tag wieder nach Hause. Wo sie dann ihr schwer genervter Freund erwartet und ihr eine Szene macht. Sie stört sich daran, dass ihr Partner nie mitkommen will. Er will nicht, dass sie die Nacht zum Tag macht und nicht für ihn da ist. Wer hat recht?

ERSTE ANTWORT:

Nach sieben Jahren Beziehung fragt man sich oft, wie es weitergehen soll. Was ist mit Heiraten, mit Kindern? Plötzlich werden Konflikte erlebt, wo vorher keine waren. Denn die Tanzmaus und der Partymuffel könnten sich gerade so gut in ihrer Verschiedenheit schätzen und die unterschiedlichen Interessen als Bereicherung erleben. Er könnte sich über seine aktive Freundin freuen; sie könnte zufrieden sein mit dem sicheren Hafen. Wenn er ihre Lust zu tanzen nicht versteht und sie sein Behagen in der Gemütlichkeit, haben sie eine Art Fieberthermometer für ihre Liebe. Wenn es Streit über diese Unterschiede gibt, geht es der Beziehung nicht gut; wenn sich beide damit aussöhnen, ist alles im grünen Bereich. Ein kleiner Tipp für ihn: Ist es nicht besser, eine ausgetanzte und zufriedene Freundin zu haben als eine, die zu Hause schlecht gelaunt ist, weil sie lieber ausgehen würde?

ZUM VERSTÄNDNIS:

Paare können einerseits große Unterschiede in ihren Wertvorstellungen und Lieblingsbeschäftigungen verkraften, anderseits aber an kleinen Differenzen scheitern. Das Modell, um solche Unterschiede zu verstehen, ist die Stabilität der gegenseitigen Idealisierung. Im Alltag wird sie uns meist als Sicherheit bewusst, geliebt zu werden und selbst zu lieben, wobei eigene Aktivität (ich liebe sie) und passive Wunscherfüllung (sie liebt mich) für den Mann unseres Beispiels identisch sind. Im Konfliktfall sagt er sich: Ich kann meine Freundin nicht lieben, wenn sie sich so verhält, ist das doch ein Beweis dafür, dass sie mich nicht (mehr) liebt, die Tanzparty ihr wichtiger ist, als ich es bin.

Die Sicherheit, geliebt zu werden, nennen wir Idealisierung. Diesen Begriff hat Freud, der neun Jahre lang Klassenbester in einem humanistischen Gymnasium in Wien war, von dem griechischen Philosophen Platon übernommen. Platon interessierte sich dafür, wie Menschen überhaupt zu Vorstellungen von so abstrakten Werten wie der Liebe, dem Mut, der Treue kommen. Er erzählt dazu eine Geschichte, das Höhlengleichnis, wonach die menschliche Seele sich erinnert, dass sie einmal, in einer dunklen Höhle gefangen, die Schatten von erhabenen Bildern erblickte, die am Eingang vorbeigetragen wurden. Diese Bilder sind die Ideale; sie sind unerreichbar, wir können nur nach ihrer Erkenntnis streben, Erreichtes aber weder überprüfen noch festhalten.

Freud begründete den Begriff der Idealisierung in einer Arbeit über Massenpsychologie und Ich-Analyse, in der er die Abhängigkeit von einem bewunderten Anführer beschreibt, der als unfehlbar gilt und die Menschenmenge zu Taten begeistern kann, welche sich kein Einzelner zutrauen würde. Die Beziehung zu diesem Anführer vergleicht er mit der Verliebtheit. An die Stelle der bisherigen Wertvorstellungen, die durch eine Identifizierung mit den Eltern in der Kindheit erworben wurden, treten neue, die der Identifizierung mit dem Liebespartner geschuldet sind. Alles, was der Partner, die Partnerin tut, ist gut und bewundernswert, vorbildhaft, verkörpert das, was ich schon immer wollte, wovon ich aber nicht wusste, dass ich es wollte.

Wenn wir uns das klarmachen, wird auch deutlich, wie wichtig und wie problematisch die Verliebtheit als Fundament von Ehe und Familie ist. Sie verändert den Modus der traditionellen Gesellschaft radikal, zu der die arrangierte Ehe gehört. Dort unterwirft sich die Ehe (erinnern wir uns an die erregten Debatten über Zwangsheiraten) der Macht der Eltern und nicht dem Liebespartner. Das moderne Modell hat mehr innovative Kraft und weniger Stabilität.

Denn die Idealisierungen müssten, um wirklich stabil zu sein, sich gegenseitig aufwiegen. Die Opferung bisheriger Werte an das neue Ideal ist aber selten ausgewogen. Vielfach füllen die Partner Leerstellen mit Erwartungen und gewinnen so ein Bild des Gegenübers, an das sie sich nach dem Zerbrechen der Idealisierung gar nicht mehr erinnern können. Der Mann oben hat vielleicht geglaubt, dass seine Freundin sich noch ein paar Monate austoben wird, um dann genauso häuslich zu sein wie er. Sie war in der gleichen Zeit überzeugt, jetzt sei er vielleicht noch etwas schüchtern, aber in einem Jahr werde er mit ihr den Salsa-Kurs machen und genauso über die Tanzfläche schweben wie sie.

In Liebesratgebern ist häufig die Rede davon, es gehe im Alltag darum, die Verliebtheit und damit die Illusion der überirdischen Harmonie, des Himmels voller Geigen, in Liebe zu verwandeln. Wer Paarkonflikte untersucht, kann diese Empfehlungen nur gut gemeint und realitätsfern finden. Sie errichten ein neues Ideal, das der Liebe, unter dem dann verstanden wird, dass der Partner ohne Murren Abstriche macht und ihn eigene Wege gehen lässt, wenn er schon nicht bereit ist, die ihm zugedachten Erwartungen zu erfüllen.

Die Liebe ist ein hohes Ideal, das große Entscheidungen tragen kann, aber Schaden leidet, wenn ihm Alltagskonflikte aufgebürdet werden. Hier helfen Versuche weiter, einen liebevollen, konstruktiven Umgang zu entwickeln, der sich am kleinsten Schmerz der größten Zahl orientiert, somit pragmatisch vorgeht. Es ist liebevoller und konstruktiver, wenn Partner einander unterschiedliche Wege gehen lassen, als sich an Orten festzuhalten, wo einer unzufrieden ist.

ZUR THERAPIE:

Verliebte leben in idealer Wunscherfüllung, sozusagen im Paradies. Oder sollten wir sagen, die Paradiese der Mythen, die Sagen vom goldenen Zeitalter und vom Garten Eden sind ein Symbol für die Verliebtheit? Alles versteht sich von selbst, jeder errät die Wünsche des anderen, ehe sie laut werden. Im Alltag aber müssen meist knappe Güter so verteilt werden, wie es gemeinsamen Zielen dient. Wenn ein Paar konsequent das Ziel verfolgt, die Beziehung zu festigen, sucht es nach dem kleineren Übel, dem besten Kompromiss.

In unserem Fallbeispiel heißt das: Vorwürfe treten zurück, in denen entweder Normen eingeklagt werden (andere Männer tanzen, andere Frauen sind häuslich) oder ein Partner der Harmoniezerstörung beschuldigt wird (wenn du mir verraten hättest, dass du so vergnügungssüchtig bist, hätte ich mich nie auf die Beziehung eingelassen).

Statt sich als besonders harmonisch und konfliktfrei zu feiern, müssen einsichtige Paare gute Rückmeldungen für ihre Fähigkeiten aufbauen, sich getrennte Wege gehen zu lassen. Konkret: Wir sind zwar nicht das Traumpaar auf der Tanzfläche geworden, aber dein Katerfrühstück ist das beste, das ich je gehabt habe!

Von der Wichtigkeit des guten Geruchs

Eigentlich ist zwischen den beiden alles gut, es gibt nur ein Problem, über das er nicht wirklich hinwegkommt: Er findet, dass sie nicht gut riecht. Schon mehrere Male, wenn sie intim waren, ist ihm das aufgefallen. Er weiß nicht, wie er darauf reagieren soll. Liegt es daran, dass sie sich nicht pflegt? Wird er sich daran gewöhnen? Ein Freund hat ihm gesagt, dass das Geruchsempfinden sehr elementar ist und viel über Sympathie und Abneigung erzählt. Kann er seine Freundin vielleicht einfach nicht riechen?

ERSTE ANTWORT:

Zu den vielen Liebesweisheiten, die nur mit einer guten Dosis Humor erträglich werden, gehört die von der Macht des Geruchs über die Gefühle. Denn umgekehrt ist es gerade ein Zeichen der Leidenschaft, sich nicht zu ekeln. Der Mann muss sich entscheiden, ob er ein Objekt der Anbetung will oder eine reale Frau. Es gibt im Islam Texte, welche den Propheten dadurch zu feiern vorgeben, dass sie behaupten, sein Schweiß habe süßer gerochen als tausend Rosen. Wer nicht blinde Bewunderung braucht, um an Liebe zu glauben, wird solche Metaphern entbehrlich finden. Ich habe den Verdacht, dass der Mann die Nähe seiner Freundin nicht gut erträgt und nur einen Grund sucht, der urwüchsig und indiskutabel ist, um ihr distanziert zu begegnen.

ZUM VERSTÄNDNIS:

Überall dort, wo Systeme unter Druck stehen und deshalb Explosionen drohen, bauen die Ingenieure ein Sicherheitsventil ein. Bei den alten Dampfkesseln war es ein kurzes Rohrstück, das ein schweres Gewicht abdichtete: Wenn der Druck dieses Gewicht hob, entwich so viel Dampf, dass die Kesselwand vor dem Überdruck bewahrt blieb. Ähnlich verhält sich, wer in seine Beziehungen eine Sicherung, sozusagen einen Vorbehalt, einbaut. Der Mann in diesem Beispiel wird steif und fest behaupten, dass seine Freundin einfach nur schlecht riecht, das sei einfach so.

Mag sein, dass an dem Geruch etwas dran ist, was auch anderen Personen auffallen würde. Hier hat sich die Kultur erheblich verändert. Als ich jung war, appellierte die Werbung für desodorierende Seifen schamlos an entsprechende Schuldgefühle – die Schöne riecht eben schlecht, daher verlassen sie alle Männer nach kurzer Annäherung, bis ihr eine Freundin die RX-Seife empfiehlt und sie zum Star der Party wird.

Heute führt der Gebrauch eines bestimmten Deos dazu, dass ein junger Mann von allen Schönen verfolgt wird, die er trifft.

Mein Verdacht ist, dass unser Mann nur einen Vorwand sucht. Er baut vor. Wenn sich seine Freundin von ihm trennt, weil sie ihn nicht so toll findet, wie er gefunden werden möchte, dann muss er sich nicht grämen. Er wusste ja gleich, woran er ist. Sein Geruchssinn hat ihn gewarnt. Er wollte nicht darauf hören. Er hat zwar die Frau verloren, aber sein herausragender männlicher Instinkt hat sich wieder einmal bestätigt.

Die Rede von der besonders ursprünglichen Orientierung durch den Geruch überzeugt niemanden, der sich mit der menschlichen Evolution beschäftigt. Wie jeder Hundehalter weiß, ist die Orientierung der sexuellen Erregung am Geruch höchst undifferenziert. Ein Rehpinscher-Rüde wird eine läufige Dogge leidenschaftlich begehren, obwohl er im Sinn des Wortes nicht an sie herankommt. Der Geruch ist in der Sexualität ein Element primitiver Attraktion; der menschliche Geruchsekel entsteht während der Sauberkeitserziehung. Die Erotik des Geruchs ist fast immer eine abgeleitete, keine ursprüngliche, sie beruht auf mehr oder weniger geglückten Versuchen, durch peinliche Sauberkeit, Rasur, Übertönung mit Parfum die primären Gerüche zu beseitigen.

Urin und Kot sind den meisten Kulturen ekelhaft, obwohl Menschen beschrieben werden, welche die anerzogene Abscheu nicht nur neutralisieren, sondern durch besondere Erregung über sie triumphieren.

ZUR THERAPIE:

Der Therapeut wird ein solches Problem kaum während der Anfangsmonate einer Beziehung kennenlernen. Sollte er ihm doch begegnen, ist der Rat relativ schlicht (wenngleich die Ängste, die er auslöst, viel über die narzisstischen Strukturen der Beteiligten verraten). Der Mann sollte mit seiner Freundin sprechen, nicht mit seinen Freunden. Wenn er das tut, gibt es mehrere Ausgänge: Das Problem ist kosmetisch lösbar, und niemand denkt später noch daran; die Frau ist beleidigt, weil sie begehrt werden möchte, so wie sie ist, und zieht sich von ihm zurück.

In eine spätere Therapie führt nur der dritte Ausgang: Er spricht entweder gar nicht mit ihr, oder er entschuldigt sich für seine Einwände, wenn er bemerkt, dass sie sich trennen würde, wenn er auf ihnen besteht. Denn er will zwar seine Vorbehalte gegen sie nicht zum Schweigen bringen, aber er will sie auch nicht verlieren, denn sie hat – sagen wir – eine hübsche Eigentumswohnung von ihren Eltern bekommen, in der er fast mietfrei mitwohnen darf.

Wer sich immer ohne solche Berechnung verhalten hat, darf derlei faule Kompromisse verachten. Der Therapeut wird sich nicht dazu entscheiden, sondern eher erforschen, was den Umgang mit ihnen erleichtert, was ihn erschwert. Unvollkommenheiten der eigenen Liebe zu tauschen kann ähnlich befreiend sein wie Ängste zu tauschen.

Die Geschichte von den jahrelang verzehrten falschen Semmelhälften (vgl. Seite 275) zeigt ganz deutlich, wie schwer es Liebespaaren fällt zu kommunizieren. Kommunikation gefährdet eine wortlose Harmonie, bringt ein Element von Erziehung, von Gouvernantentum in eine Liebesbeziehung. Je mehr die Partnerschaft gesucht und festgehalten wurde, um verletzende Kindheitserfahrungen auszugleichen, umso nachdrücklicher waltet die innere Forderung, sich *nicht* vom Partner zu unterscheiden, *nie* einen Konflikt mit ihm zu haben, ihm alle Wünsche von der Miene abzulesen und abgelesen zu bekommen, zurückzustecken um des Friedens willen.

Tragisch muten jene Männer (und seltener Frauen) an, die – durch gemeinsame Kinder und wirtschaftliche Abhängigkeit schier unlösbar verbunden – doch von sich behaupten, sie hätten ihre Partner nie wirklich geliebt. Nie riechen können, schon immer zu dick gefunden, schon immer zu blond, zu ungebildet, aus der falschen Familie.

Solche Partner sind Ja-aber-Spieler. Auf den Rat, die wertlose Ehe aufzugeben, haben sie immer das Aber des wirtschaftlichen Ruins, der gekränkten Kinder, der mit Verlust des Erbes drohenden Schwiegereltern. Sie sind chronisch unglücklich, aber es ist nur möglich, ihnen zu helfen, wenn es gelingt, ihren Humor zu wecken und ihnen zu helfen, das Verächtliche, was sie immer dann bei anderen suchen, wenn sie unter der eigenen Unvollkommenheit leiden, nicht mehr so feierlich ernst und allen Stolz vernichtend zu sehen, sondern als eine der zahllosen menschlichen Schwächen, von denen niemand frei ist.

Der Therapeut tut also gut daran, sich niemals über einen solchen Menschen zu erheben und ihm zu vermitteln, es sei doch ganz einfach, er müsse nur seine Nörgelei sein lassen und aufhören, die Personen zu schlechtzumachen, von denen er doch abhängig ist und deren Entwertung ihn selbst erniedrigt. Denn Menschen, die während ihrer Kindheit keine schrecklichen Implosionen des Selbstgefühls erfahren haben, sind auch nicht so sehr auf den Schutz solcher Sicherheitsventile angewiesen. Sie können ihren Liebespartner gut riechen, weil es ihr Liebespartner ist, und vertrauen darauf, dass das so bleibt. Und wenn nicht, dann schnuppern sie nach einem neuen Duft.

Die unterschiedliche religiöse Überzeugung

Sie sind beide Mitte 20. Sie geht jeden Sonntag in eine protestantische freikirchliche Gemeinde. Damit könne er, der zwar an Gott glaubt, aber dies nicht zwingend mit Kirche verbindet, doch kein Problem haben, meint sie. Diese Gemeinde sei ein echter Event, »voll modern« und jugendlich. Ihr Freund rafft sich auf und geht mit, Woche für Woche. Er wusste ja von ihrer Neigung, wusste, worauf er sich mit einer Beziehung zu ihr einlassen würde. Doch jeden Sonntag beschleicht ihn das ungute Gefühl, ob diese Beziehung auf Dauer eine Basis hat. Einerseits würde er ja Gott gerne besser kennenlernen, anderseits ist ihm das gemeinschaftlich-übertriebene Feiern von Jesus fremd. Noch dazu, wo er katholisch ist und diese Kirche mit ihrem verknöcherten Gottesdienst ihm auf einmal viel näher ist. Vielleicht sollte er sich gleich von ihr trennen, damit sie sich keine falschen Hoffnungen macht?

ERSTE ANTWORT:

Liebe und Religion sind ähnlich in ihren Ansprüchen. Sie fordern völlige Hingabe und wachen eifersüchtig über ihren Einfluss auf die Gläubigen. Im Alltag freilich denken die meisten Menschen weder immer an ihre Liebsten noch immer an ihren Gott. Alltagstaugliche Beziehungen entstehen durchaus nach dem Motto des alten Fritz, wonach jeder nach seiner Fasson selig werden kann. Der Mann ist hier vielleicht schon zu weit gegangen, als er den Eindruck erwecken wollte, er teile ihre Begeisterung für die Gemeinde.

Sekten sind wie Verliebtheit: heiß und voller Überschwang, sie dulden den Zweifler nicht in ihrer Mitte. Große Kirchen und ihre Erfahrung mit menschlichen Schwächen sind schon abgekühlt – verknöchert ist etwas unfreundlich; ohne Knochen wäre der Mensch eine Amöbe. Sie haben eher Raum für Schattierungen der Überzeugung und eine feste Struktur, die zusammenhält. Für die Liebesbeziehung ist nicht die Einheit im Glauben unentbehrlich, wohl aber ein insgesamt liebe- und humorvoller Umgang mit Glaubensdifferenzen. Es gibt durchaus gute Beziehungen zwischen unterschiedlichen Konfessionen.

ZUM VERSTÄNDNIS:

In der Entwicklung des Konflikts spielt die Zurücknahme der symbiotischen und verschmelzenden Tendenzen eine Rolle, die mit der sicheren Landung des Himmelfahrtskommandos Verliebtheit zu tun haben. Der Mann des Beispiels hat dabei deutlichere Probleme als sie, deren Begeisterung für ihre Freikirche ihn mitgerissen hat. Anfangs hat er sie von der Hochstimmung der wechselseitigen Idealisierung gar nicht unterschieden. Jetzt findet er zu seinen eigenen Werten zurück, mehr noch, er entdeckt, dass ihn ihre Einseitigkeit zu einer Gegenreaktion bewegt.

Diese Neigung, den einer Anpassungsforderung entgegengesetzten Weg einzuschlagen, hat bereits Heinrich von Kleist genau erfasst. In schönster Ironie erläutert er 1811 in seinem *Allerneuesten Erziehungsplan* in den Berliner Abendblättern, dass die Pädagogen lange genug und ohne Erfolg an die guten Vorbilder geglaubt haben, während doch schlechte Vorbilder, welche die natürliche Neigung zum Gegenbild, zum Widerspruch wecken, erfolgreicher sein könnten – so sei eine Schule der Tugend durch das Laster zu gründen, schließlich würden auch in der Mitte einer aus ausgesuchten Verbrechern gebildeten Kolonie Organe des Rechts entstehen.

In diesem Zusammenhang beleuchtet der Dichter auch einen eigenen Konflikt mit seiner Halbschwester Ulrike. *Ich [...] lebte vor einigen Jahren aus gemeinschaftlicher Kasse in einer kleinen Stadt am Rhein mit einer Schwester. Das Mädchen war in der Tat bloß, was man im gemeinen Leben eine gute Wirtin nennt; freigebig sogar in manchen Stücken; ich hatte es selbst erfahren. Doch weil ich locker und lose war und das Geld auf keine Weise achtete: so finge sie an zu knickern und zu knausern; ja, ich bin überzeugt, dass sie geizig geworden wäre und mir Rüben in den Kaffee und Lichter in die Suppe getan hätte. Aber das Schicksal wollte zu ihrem Glücke, dass wir uns trennten.*[5]

Dieses höchst merkwürdige Gesetz findet sich auf eine unseres Wissens noch wenig beachtete Weise [...] in der moralischen Welt; dergestalt, dass ein Mensch, dessen Zustand indifferent ist, nicht nur augenblicklich aufhört, es zu sein, sobald er mit einem anderen, dessen Eigenschaften, gleichviel auf welche Weise, bestimmt sind, in Berührung tritt: sein Wesen sogar wird [...] gänzlich in den entgegengesetzten Pol hinübergespielt.[6]

ZUR THERAPIE:

Ideologische Gegensätze sind in einer Liebesbeziehung eine Irritation. Solche Reize lassen sich nach einem Grundgesetz der Physiologie einschätzen: Kleine Reize fachen die Lebenstätigkeit an; mittlere lähmen sie, größte zerstören sie. Ganz ähnlich fördern kleine Gegensätze die Partnerschaft. Sie schaffen ein Feld, um Trennung und Wiederannäherung zu üben, unentbehrliche Künste, wenn eine Liebe zwischen zwei Individuen lebendig bleiben soll. Um kleine Abstände zu überbrücken, muss die Liebe gewissermaßen ihre Muskeln trainieren. Sie kann sich nicht gehen lassen und träge werden. Streit und Versöhnung regen an, solange sie die Liebe festigen und nicht die Trennungsangst überwiegt.

Paare, deren stete Harmonie und absolute Streitfreiheit in ihrer Umgebung als vorbildhaft gelten, lösen sich manchmal sozusagen über Nacht auf. Die Beziehung ist langweilig geworden. Daher ist der Konflikt zwischen den beiden Partnern des Beispiels kein Anlass zur Resignation, wohl aber einer, die Fähigkeit auszuloten, ob solche Gegensätze belebend überbrückt oder zum Zeichen eines Auseinanderdriftens werden.

Je eindeutiger sich einer der Partner dazu bekennt, dass er Unterschiede *klären* will, um sie durch ein klares Bekenntnis zur Gemeinsamkeit zu *überbrücken,* umso mehr wächst die Chance, dass sich die Beziehung über solche Auseinandersetzungen festigt. Ein solches Liebesmodell ist individualisiert, es kann sich nur auf der Grundlage einer von Emanzipationssicherheit getragenen, demokratischen Zivilgesellschaft entwickeln. Sekten und Kirchen, welche diese Schritte nicht vollzogen haben, bilden dafür ein ungünstiges Milieu, sobald beispielsweise ein Mann oder eine Frau, die aus der Gemeinde hinaus lieben, entweder die Zugehörigkeit zu dieser oder die Liebe opfern müssen.

Der beschriebene Konflikt zwischen dem ursprünglich der Religion fernen Mann, der sich erst von der Frömmigkeit seiner Partnerin anstecken lässt und sich dann doch distanzieren möchte, hat mit dem Schritt zur Alltagstauglichkeit zu tun. Er entwickelt sich anders als in einem Paar, in dem beide gleich engagiert sind und daher von Anfang an Gemeinsamkeiten und Unterschiede im Glauben diskutieren. Der Mann oben verleugnet seine Distanz zu ihr zunächst und hat daher später Mühe, sie zu vertreten.

Aus therapeutischer Sicht ist ein sorgfältiger Umgang mit jeder Selbstaufgabe zugunsten eines Partners angebracht. Wer mehr gibt, als er wirklich entbehren kann, erwartet Gegenleistungen, die womöglich das Vermögen des Partners übersteigen. Dann entstehen unhaltbare Situationen, in denen Dankbarkeit eingeklagt wird und Enttäuschungen gefährlich anwachsen.

Der Mann bemerkt erst, als er die Neutralität und Toleranz seines ihm nicht sonderlich bewussten Glaubens aufgeben soll, dass ihn die Intensität bei seiner Freundin mehr stört als bereichert und erfüllt. Zu guten Beziehungen gehört auch, dass es erlaubt ist, aus einem voreilig geschlossenen Vertrag wieder auszusteigen, ohne Nachteile erwarten zu müssen.

Die Bloßstellung vor den Freunden

I.

Sie bereiten zusammen Referate vor und treffen sich hin und wieder zu einem Kaffee. Er spürt, dass er Interesse an ihr hat und kann sich vorstellen, dass es ihr genauso geht. Auf einer Party kommen sich die beiden endlich näher, reden lange und küssen sich schließlich. Danach ist er geradezu euphorisch, und auch sie ist bester Laune und erzählt ihm, dass alle ihre Freundinnen schon wissen, dass sie beide zusammenkommen würden. Er ist im ersten Moment geschmeichelt, weil er ja offenbar ein begehrenswerter Mann ist. Aber je länger er über diese Auskunft nachdenkt, desto ernüchternder findet er die Aussage. Ist er am Ende nur eine Art Beute für sie? Hat er sie gar nicht erobert, sondern umgekehrt?

ERSTE ANTWORT:

Dass verliebte Frauen mit ihren Freundinnen darüber reden, mit wem sie zusammenkommen möchten, ist das Normalste der Welt. Der Mann unseres Beispiels könnte sich freuen, dass seine neue Partnerin so offen zu ihm ist.

Aber er kann die Heldenbrille nicht absetzen, so sehr sie ihm das Gesichtsfeld einengt. Für ihn ist eine Liebesbeziehung nur dann etwas wert, wenn sie ihn in seinem Rollendenken bestätigt. Wenn nicht er es ist, der die Frau erobert wie ein Hunne die Hügelfestung, fühlt er sich schwach. Dass eine Frau sogar ihn erobert haben könnte, ängstigt ihn; es erinnert an die archaische Übermacht der Mutter. Er sollte mit seiner Partnerin über seine Irritation sprechen, dann würde auch sie lernen, wie viel Angst Männer davor haben, von einem Amazonenheer umzingelt zu werden.

II.

Seit zwei Jahren sind die beiden ein Paar. Sie schätzt an ihm, dass er sie gerne mit kleinen Überraschungen verwöhnt und sie mit Komplimenten überschüttet. Allerdings nur, wenn sie alleine sind. Wenn die beiden zusammen mit seinen Freunden unterwegs sind, zeigt er ein anderes Gesicht. Dann macht er ständig überhebliche Bemerkungen über sie und versucht, sie bei jeder Gelegenheit aufzuziehen. Sie ist von diesen Spöttereien sichtlich genervt. Eines Tages stellt sie ihn zur Rede und fordert ihn auf, sich nicht mehr vor anderen über sie lustig zu machen. Er meint, das sei doch alles nur nett und kumpelhaft gemeint. Ist die Freundin einfach zu empfindlich?

ERSTE ANTWORT:

Dieser Mann fühlt sich seiner Freundin unterlegen und hat ein wenig Angst vor ihr. Sind sie allein, neutralisiert er die von ihr ausgehende Macht mit Nettigkeiten und Geschenken. Sobald er aber unter seinen Freunden ist, fühlt er sich stärker, und die sonst unterdrückte Aggression kommt zum Vorschein. Und weil er seine Freunde so dringend braucht, muss er ihnen auch beweisen, wie unabhängig er ist. Er fürchtet, dass sein Freundeskreises ihn nicht toleriert, wenn er seine Liebe zu offen zeigt. Also will er beweisen, dass sie dem Männerbund nicht gefährlich werden kann, steht aber nicht zu seinen Aktionen. Sobald sie ihn zur Rede stellt, ist alles nur Spaß gewesen, und sie hat zu ihrem vorigen Ärger noch den Vorwurf der Humorlosigkeit am Hals.

ZUM VERSTÄNDNIS:

Der Freundeskreis erfüllt in der modernen Gesellschaft[7] wichtige Funktionen. Die Altergenossen vermitteln Werte und bieten Halt, gerade auch was die Sexualität angeht. Hier wird elterliche Autorität eher als verbietend, nicht als förderlich erlebt. Wenn unsere beiden Partner ihre Beziehungsthemen mit ihren Eltern besprechen würden, wäre das sehr viel auffälliger als die in beiden Szenen beschriebenen Auslieferungen des Partners oder der Partnerin an die Clique.

Das Verhältnis zwischen Freundinnen/Freunden und der Paarbeziehung ist ambivalent. Je inniger sich das Liebesglück entwickelt, desto eher fühlen sich die Freundinnen oder Freunde ausgeschlossen; gleichzeitig verlangt es aber die Freundespflicht, sich dem erotischen Glück nicht in den Weg zu stellen.

Die Konfliktpotenziale wachsen entlang der Selbstgefühlsprobleme der Beteiligten. Eine selbstbewusste Frau wird es vermeiden, ihre Freundinnen gegenüber ihrem neuen Liebhaber als Beifall spendenden Chor zu zitieren, noch viel weniger wird sie allerdings später, sollte es einmal Streit geben, ihre Freundinnen als Hilfstruppen einsetzen, nach dem Motto: »Alle, die ich gefragt habe, finden unmöglich, was du machst!«

Intensive Liebesbeziehungen machen insofern einsam, als ihre Intensität nicht schadlos mit Dritten geteilt werden kann. Wer diese Einsamkeit nicht ertragen kann, läuft Gefahr, sich zu verplappern. Durch die erotische Beziehung verliert und gewinnt die Gruppe – Freunde oder Familie – ein Mitglied, je nachdem, wie gut es gelingt, das Paar zu integrieren. Die böse Schwiegermutter ist ein altes Klischee, eine Witzblattfigur. Die bösen Freundinnen oder Freunde von Clique, Stammtisch oder Sportverein sind heute mindestens ebenso mächtig geworden, ohne dass uns die Witzblätter auf ihre Wirksamkeiten vorbereiten.

ZUR THERAPIE:

Verliebtheit erwartet, dass alle Menschen aus dem Leben verschwinden, die die traute Zweisamkeit stören. Das Paar ist eine Insel im Ozean, der Urlaub in Campingbus oder Segeljacht soll das symbolisieren. Aber die Realität erzwingt die Rückkehr in eine von unterschiedlichen Beziehungsfeldern bestimmte Welt. Eine wichtige Aufgabe der Paartherapie ist es, Toleranz für geteilte Loyalitäten zu erarbeiten. Schlicht gesagt: was jeder Partner an Außenbeziehungen hat, ist seine Sache, er kann sie erledigen, wie es ihm gut erscheint, ohne dass sich sein Gegenüber einmischt, aber auch ohne dessen Verpflichtung, sich einspannen zu lassen.

»Verwandte und frühere Freunde sind Altlasten, jeder entsorgt sie selbst!« Getrennt auf Familienfeiern oder Geschwistergeburtstage zu gehen sollte ohne laute oder stumme Vorwürfe möglich sein und gelingt umso besser, je weniger Idealisierungszwänge lasten.

Eine Familie, die es nicht ohne Entwertungen ertragen kann, dass angeheiratete Verwandte Abstand halten, wird auch den ohne rechte Überzeugung Mitreisenden oder Mitfeiernden vermitteln, dass sie nicht wirklich dazugehören. Freiwillige und vorsichtige Annäherung an die Anhänge und Altlasten des Partners ist sinnvoller als die Überlastung der Verliebtheit durch Ausweitung und Überschätzung.

Je weniger wir sie erzwingen müssen, desto sicherer werden wir uns der Tragfähigkeit einer Beziehung. Nicht weil ich unvergleichlich bin, sondern weil ich dem Vergleich standhalte, bleibe ich Teilhaber des gemeinsamen Liebes-Unternehmens. Und mein Partner wird wissen, was er an mir hat, gleichgültig, was sein Umfeld sagt.

Der Sexappeal der Glucke

Während sie sich mit einer kleinen Firma selbstständig macht, schlägt er vor, dass nicht sie, sondern er die Elternzeit nimmt und zu Hause bleibt. Seine Frau ist begeistert und stolz auf ihren progressiven Mann. Und tatsächlich geht er in seiner neuen Rolle richtig auf und kümmert sich voller Begeisterung um die gemeinsame Tochter. Allerdings hat seine Frau nach einigen Monaten den Eindruck, ihm gefalle das Hausmann-Dasein etwas zu gut. Während sie mit Erfolg ihr Geschäft weiter aufbaut und viel unterwegs ist, hat ihr Mann kaum Ehrgeiz, in seinen Job zurückzukehren. Sie stört, dass er bequem wird und sich weniger pflegt. Ihr Mann wirft ihr vor, dass er ihr den Rücken für ihren Job freihalte und sie ihm mehr Zuwendung geben müsse. Die Frau fragt sich, warum sie ihren Partner so wenig begehrt.

ERSTE ANTWORT:

Eigentlich haben es die beiden richtig gemacht. Wenn der Vater sich um das Baby kümmert, hat ein Paar gute Chancen, die schwierigen Jahre nach einer Geburt zu überstehen. Väter gehen der Familie oft verloren, wenn sie die Kränkung nicht verarbeiten können, dass der Mutter das

Kind so überaus wichtig ist. Mütter hingegen können sich für einen Mann begeistern, der ihr Kind versorgt. Sie holen am Abend nach, was sie tagsüber versäumt haben, während der frischgebackene Vater oft schlagartig nur noch den Stress des Arbeitstages spürt, sobald die eheliche Wohnung in Sicht ist. Dieser Mann glaubt an den Sexappeal der Glucke. Seine Frau fühlt sich ignoriert und verliert die Lust. Er sollte darauf achten, dass nicht nur das Kind, sondern auch die Erotik gepflegt werden muss.

ZUM VERSTÄNDNIS:

Vorbilder eines zärtlichen Mannes, der sich um seine Kinder sorgt, der sie nicht als lästige Rivalen um die Gunst der Mutter, sondern als interessante Geschöpfe in ihrem eigenen Recht betrachtet und liebevoll behandelt, sind in der *vaterlosen Gesellschaft* (Alexander Mitscherlich) selten. Wenn der Mann in diesem Beispiel sich so rasch bereitfindet, beruflich zurückzustecken, liegt der Verdacht nahe, dass er einen Mangel an solchen Erfahrungen mit dem eigenen Vater überkompensiert. Dementsprechend verhält er sich in seinem Umgang mit der Familie nicht wie ein Mann, der auf seine Weise für Haushalt und Kind sorgt, sondern wie eine (über)gute Mutter, die Bewunderung braucht und durch das Sorgen um andere einen Mangel an Selbstbewusstsein ausgleicht.

Seine Partnerin erlebt sich umso weniger als Frau, je ausgeprägter ihr Mann versucht, sie durch seine hausmütterliche Intensität zu beeindrucken. Durch den Versuch, ein Gegenbild zur vaterlosen Familie aufzubauen, ist eine Karikatur entstanden. Er hat sich zur Glucke entsexualisiert; die Frau jedoch kann ihre Rolle als »Sozialvater« (*der Mann zieht hinaus ins feindliche Leben*) nicht finden und jene Triebstärke entwickeln, die den in seine Übermutterrolle hineinregredierten Mann erotisch zum Leuchten bringen würde. Jede(r) wartet auf den anderen – und es geschieht nichts.

Solange zwei Erwachsene berufstätig sind, hat jeder auch eine vom Partner unabhängige Quelle der sozialen Bewährung, deren Bedeutung für die Stabilisierung der Beziehung kaum zu überschätzen ist. Wenn beide dann abends, am Wochenende, im Urlaub ihre freie Zeit teilen und einander liebevoll versorgen, ist es leicht, Symmetrie zu wahren und ein Grundgefühl gerechter Verteilung zu sichern.

Sobald Dritte versorgt werden müssen, wird das erheblich schwieriger. Das beginnt schon angesichts der Aufgabe, Verwandte oder Freunde in die Beziehung zu integrieren. Wie gut oder wie schlecht das gelingt, kündigt an, wie ein Paar Kränkungen verarbeiten kann.

Je mehr ein Elternteil seine symbiotischen Bedürfnisse auf das Baby verlagert, desto weniger Anerkennung erntet er von seinem Partner und desto ausgeprägter wird er das Kind in den Mittelpunkt rücken. Ein anderer Fall:

Vor einigen Jahren hat die junge Frau als leidenschaftliche Liebhaberin ihren spröden Mann an sich gebunden. Jetzt, nach der Geburt des ersten Kindes, sagt sie ihm: »Geh doch ins Bordell, wenn du das unbedingt haben musst!«

Selbst in dieser Äußerung können wir noch die symbiotischen Nöte aufspüren. Die junge Mutter fühlt sich schuldig, dass sie nicht genauso liebeslustig ist wie ihr Partner. Sie kann ihm nicht in aller Ruhe erklären, wie sie sich fühlt und was ihr wichtig ist. Sie stellt sein Problem in den Fokus ihrer Aufmerksamkeit und sucht eine schnelle Lösung *für ihn,* die sie selbst als Frau ebenso entwertet wie ihre Liebesgeschichte mit ihm. Sie sucht für ihn eine Sexual-Amme, die ihn »stillt«.

Es gelingt ihr nicht, die Rollen der Liebhaberin und der Mutter getrennt wahrzunehmen. Sie erlebt, dass sie nur das eine oder das andere sein kann. Daher nimmt sie in ihrem Vorschlag auch dem Mann gegenüber die versorgende Position ein. Sie ist auf die symbiotische Symmetrie angewiesen. Sie ärgert sich, dass er sie durch sein Begehren derart in Verlegenheit bringt und gegenwärtig nicht genauso viel Abstand von seinen sexuellen Wünschen hat wie sie. So straft und versorgt sie ihn in einem Atemzug, wünscht ihm eine Liebhaberin, die allen Ansprüchen gerecht wird, und entwertet ihn als Sexmonster.

ZUR THERAPIE:

Einen Ansatz bietet die Klage der Frau, dass ihr Mann bequem wird und sich wenig pflegt. In diesem Punkt wirkt sie wie eine Gouvernante, die sozusagen das Kindermädchen kritisiert. Sie beklagt, dass er sie nicht umwirbt, während er überzeugt ist, seine Aufopferung für das Kind sei Werbung genug. Das zeigt übrigens, wie ähnlich hier Männer und Frauen reagieren; der Unisex-Satz wäre: Du musst mir dankbar sein, weil ich mich um unser Kind kümmere!

Dankbarkeitspflicht ist aber nicht erotisierender als Gouvernantentum. Beide vereint führen dazu, dass ein erotisches Defizit erst sehr spät und nur ganz leise beklagt wird. Der Therapeut tut gut daran, wenn er darauf besteht, dass entsprechende Müdigkeiten und Lustlosigkeiten nicht nur nicht normal, sondern für die Zukunft eines Paares häufig verhängnisvoll sind.

Kleine Aufmerksamkeiten, von den Augen des Partners abgelesene Liebespflichten sind zu Beginn einer Beziehung selbstverständlich. Sobald ein gemeinsames Kind diese Qualitäten an sich reißt, erleben die Eltern oft den Partner als lieblos und desinteressiert. Hilfreich ist es, sich dieser Gefahr bewusst zu werden und konsequent nach dem kleineren Übel zu suchen, wenn das große Gut – die Verliebtheit des Anfangs – nicht mehr auffindbar ist. Es ist gefährlich, das Traumschloss verfallen zu lassen, es gar zu entwerten, in dem die Beziehung begonnen hat, wenn jetzt neben ihm die Fabrik »Kinderversorgung« entsteht.

Es ist besser, notfalls das Traumschloss mit Plastikplanen dicht zu halten und alle möglichen Improvisationskünste zu entwickeln, als so zu tun, als sei es nie da gewesen und die Fabrik die einzige Realität. Konkret gesagt: eine der hektischen Müdigkeit und Störung abgerungene Erotik ist sehr viel besser für die Zukunft junger Eltern als gar keine. Noch besser ist es, wenn diese Strategien gemeinsam entwickelt werden und beiden Spaß machen.

Auch ein Therapeut, der von den wohltuenden Folgen erotischer Aktivität angesichts junger Eltern spricht, partizipiert am »Sexappeal der Glucke«. Wenn sie nicht durch Humor und Ironie gebrochen wird, versagt die professionell wohlwollende Zurede in der Erotik ebenso wie das Gouvernantentum.

Sind getrennte Schlafzimmer lieblos?

Vier Jahre dauert ihre Ehe nun schon. Bis auf wenige Krisen verläuft sie sehr harmonisch. Umso gekränkter ist die Frau, als ihr Mann ihr eines Tages vorschlägt, in getrennten Zimmern zu schlafen. Er liebt seine Frau nach wie vor, doch arbeitet er im Schichtdienst und möchte sie nicht wecken, wenn er spätnachts von der Arbeit kommt. »Und am Wochenende«, so erklärt er ihr, »ist es dann wieder etwas Besonderes, wenn der eine zum anderen kuscheln kommt.« Sie allerdings hat dafür absolut kein Verständnis. Nach ihrer Meinung ist es einfach nicht normal, wenn Ehepartner nicht Bett und Zimmer jede Nacht miteinander teilen.

ERSTE ANTWORT:

»Normal« ist ein Wort, das in Beziehungsdebatten viel benutzt wird und wenig nutzt. Es dient dazu, den Partner quasi durch ein Heer von Normalos zu umzingeln. Wer aber in die Ecke gedrängt wird, neigt eher zu Trotz, als sich einem Wunsch zu fügen. Wenn die Frau sagen würde, dass er ihr fehlt und sie ohne ihn schlecht einschläft, würde er wohl eher nachdenklich. Normal sind getrennte Schlafzimmer ebenso wie ein gemeinsames. Beide Arrangements haben Vorteile und Nachteile – die selbstverständliche Nähe kann die Erotik fördern oder lähmen, ebenso wie die Distanz. Problematisch ist immer die Veränderung eines vertrauten Rahmens. Diese Frau verliert offensichtlich schneller den Glauben an die Zuneigung ihres Mannes, als es sich dieser vorstellen will. Ich würde vorschlagen, die getrennten Schlafzimmer auszuprobieren – und sie wieder aufzugeben, wenn sich die Frau wirklich dauerhaft unwohl fühlt.

ZUM VERSTÄNDNIS:

Als ich vor gut 20 Jahren mit meiner Therapiepraxis umzog, reagierten meine Patienten sehr unterschiedlich. Viele nahmen die neue Praxisadresse zur Kenntnis, erwähnten vielleicht sachlich einen weiteren Weg, eine schlechtere Versorgung mit Parkplätzen oder begrüßten die bessere Anbindung an die U-Bahn. Einige sagten gar nichts und arbeiteten weiter wie bisher; es schien ihnen gleichgültig zu sein.

Manche aber wirkten regelrecht verstört. Sie überlegten, ob sie die Therapie abbrechen sollten – ich sei unzuverlässig, ich würde über ihren Kopf hinweg ihre Therapie beschädigen, an die sie sich gewöhnt hätten und zu der einfach die bisherige Adresse gehöre. Noch schwieriger zu bewältigen waren Reaktionen, in denen aus unerklärten Gründen Sitzungen stumm und schleppend verliefen, die bisher von einem angeregten Dialog gefüllt waren. Das fiel den Patienten durchaus auf, aber sie hatten keine Erklärung dafür und fanden meinen Einfall weit hergeholt, es könnte an dem Praxisumzug liegen.

Angesichts der ausgeprägten Unterschiede in den Reaktionen auf einen Umzug trifft es das Problem nicht, daran zu erinnern, dass die *wichtigen* Aspekte – der Therapeut ist immer noch da! – konstant geblieben und sich nur *nebensächliche* Aspekte überhaupt verändert haben. Für Menschen, die durch ein ihnen meist gar nicht bewusstes Ereignis unsicher sind, ob emotionale Bindungen halten, wird die Beständigkeit der Umgebung zum Symbol. Jeden Abend zusammen in ein und dasselbe Bett zu gehen, festigt den Glauben an den Partner. Er ist beständig, er gehört zu mir, ich kann mich auf ihn verlassen. Ein Bruch im Ritual wird erlebt wie der Anfang vom Ende.

Es gibt aber auch Gründe, nicht im gleichen Bett zu schlafen. Die Einstellungen zu diesem Thema hängen damit zusammen, welche grundlegenden Ängste das Verhalten in einer Liebesbeziehung prägen: Die Angst, verlassen zu werden, steht auf der einen Seite, die Angst, überwältigt und erdrückt zu werden, auf der anderen.

Wenn sich ein Vogelschwarm auf einer Hochspannungsleitung niederlässt, sind die einzelnen Tiere durch einen

Abstand getrennt, den die Biologen Individualdistanz nennen. Wir fühlen uns in der Regel nicht wohl, wenn uns andere zu nahe rücken. Manche Menschen leiden, wenn der Partner sich nach dem Liebesakt von ihnen löst; andere ertragen seine Nähe nach dem Orgasmus nicht gut und wollen sich befreien. Solche Reaktionen pauschal auf mehr oder weniger Zuneigung zurückzuführen zeigt wenig Verständnis für die Unterschiede in emotionalen Grundbedürfnissen.

ZUR THERAPIE:

Ein Paar, das ohne böse Kommentare mit unterschiedlichen Nähewünschen umgehen kann, wird kaum den Therapeuten brauchen. Umgekehrt zeigt die Analyse tiefer Entfremdungen oft, dass ein Vorwurf in diesem empfindlichen Bereich bleibenden Schaden anrichten kann, vor allem, wenn er mit Rückzug beantwortet wird.

Kurz nach der Eheschließung geht die junge Frau mit ihrem attraktiven, groß gewachsenen Partner spazieren. In einem Park küssen sie sich, gehen Hand in Hand weiter. Sie kommen in belebtere Straßen; der Mann entzieht seiner Frau die Hand – »Ich mag das nicht, da schau ich so verheiratet aus!« 20 Jahre später sagt die Frau: »Das habe ich ihm nie verziehen!«

Die Analyse ergab, dass beide Partner sehr viel Angst hatten, entwertet zu werden. Sie konnten über Kränkungen ihrer »Ehre« kaum sprechen, sondern zogen sich voneinander zurück. Beide kamen aus Ehen, in denen es täglich Streit gegeben hatte. Der Ehemann fürchtete, von anderen Männern für einen händchenhaltenden Weichling und Pantoffelhelden gehalten zu werden. Für seine Frau hieß die Distanzierung, sie sei nicht attraktiv genug, er wolle ungestört Ausschau nach anderen Frauen halten.

Keiner konnte über seine Angst sprechen. So fixierte sich die Vermeidung. Die Trennungsgeste wurde nicht überbrückt, sondern blieb als Kluft bestehen. In der Therapie geht es darum, solche voreiligen Gewissheiten über die negative Bedeutung der Nähe- wie der Distanzwünsche des Partners herauszuarbeiten. Etwas zu verstehen heißt nicht, es zu verzeihen – aber es kann dazu führen, realistisch damit umzugehen.

Die menschliche Erotik reißt viel von der Bedürftigkeit des Babys an sich. Wer Liebe machen will, projiziert die eigenen Wünsche häufig so lebhaft, dass er überzeugt ist, ein todmüder oder geistig abwesender Partner sei genauso leidenschaftlich bei der Sache wie er. Männer, stärker auf die Bestätigung ihrer leichter irritierbaren Potenz angewiesen, ertragen hier in der Regel Versagungen weit schlechter als Frauen.

Dann kippt Leidenschaft in das Gefühl kompletter Zurückweisung. Ein Partner, der nicht immer mit mir schlafen will, wenn ich das wünsche, hat im Erleben des unreifen Narzissmus nie Lust, ist eiskalt. Einem erotisch begehrenden Partner den Wert seines Begehrens zu vermitteln, ohne es ihm zu erfüllen, ist – wenn es gelingt – Zeichen großer Geschicklichkeit im Umgang mit Konflikten. Kommunikation über getrennte Schlafzimmer macht erst Sinn, wenn der Verdacht auf erotischen Rückzug ausgeräumt werden kann.

Erst wenn noch eine zweite Bedingung erfüllt ist, werden die Schlafrituale erotisch neutral. Viele Erwachsene unterdrücken – anders als Kinder – ihre spontane Kontaktaufnahme zugunsten einer verqueren Auffassung von Würde, die besagt, dass sich etwas vergibt, wer den anderen aufsucht oder ein Kontaktangebot in anderer Form macht. »Ich habe jetzt dreimal bei ihm/ihr angerufen, jetzt ist er/sie dran, sonst rühre ich mich nicht mehr!«

Unter solchen Bedingungen kann die Erotik eines Paares verarmen – wenn innere Strichlisten geführt werden, wer jetzt wen wann besucht und welche Initiative ergriffen hat. Das gemeinsame Schlafzimmer erspart solche Kränkungen, raubt aber auch das Abenteuer eines überraschenden Besuchs.

Geiz und Geschenke

I.

Sie waren sich von Anfang an einig, dass sie einander nicht mit Ansprüchen quälen und ihre Liebe nicht mit Verpflichtungen und Treueschwüren belasten wollen. Der Mann stellt keine ausdrücklichen Forderungen an seine neue Freundin, aber er setzt Zeichen. Er kocht für sie, besorgt Theaterkarten und plant gemeinsame Wochenenden. Sie lässt sich das auch gerne gefallen. Nun aber wartet er darauf, dass auch sie sich stärker engagiert – leider vergebens. Irgendwann äußert er dann ihr gegenüber, dass er sich mehr Verbindlichkeit von ihr wünscht. Das jedoch entfacht einen Streit. Ihr letzter Satz: »Willst du mit Theaterkarten Anteile an mir kaufen?«

ERSTE ANTWORT:

Dieser Mann hat versucht, subtil Grenzen zu verschieben. Seine Freundin musste glauben, dass er sie allein deshalb umwirbt, weil er ihr nahe sein möchte, nicht, weil er sie verpflichten will. Wenn er darauf den Anspruch auf Gegenleistung aufbaut, muss sie das verstimmen. Er hat mit ihr einen Anfangspakt geschlossen, in dem die Liebe das

Kind der Freiheit ist; er kann jetzt nicht sein eigenes Verhalten zur Regel machen. Wer sich Dankbarkeit verdient, bringt sich in eine gute Position. Wer sie aber einklagt, verspielt den Gewinn. Es ist in Liebesbeziehungen besser, von Herzen zu schenken und von Herzen geizig zu sein, als aus Berechnung zu schenken und zu hoffen, dass sich so der Geiz des Gegenübers übertölpeln lässt.

II.

Zu seinem 40. Geburtstag bekommt er von seiner Frau eine Reise nach Kroatien, seinem Lieblingsland. Sie hat sie heimlich und aufwändig vorbereitet: Gemeinsam mit seinem Chef hat sie die Woche mit Schein-Terminen belegt, damit er sich nichts anderes vornehmen kann. Sie hat heimlich das Auto gepackt, das Hotel gebucht, sogar eine Angel hat sie gekauft, damit er entspannen kann. Es ist eine gelungene Überraschung und für beide ein sehr schöner Urlaub. Wenige Jahre später wird die Frau 40 und bekommt von ihrem Mann nichts. Er entschuldigt sich wortreich, erzählt von vielen Ideen, die er hatte, die ihm aber alle nicht gut genug erschienen. Seine Erklärung mündet in dem Satz: »Dein Geschenk war so toll – da stand ich unter Druck.« Seine Frau ist maßlos enttäuscht.

ERSTE ANTWORT:

Der Fall scheint offensichtlich: Die arme Frau. Sie hat alles Erdenkliche getan, um ihrem Liebsten einen schönen Geburtstag zu bereiten. Hätte sie es nicht verdient, dass ihr Partner wenigstens versucht, etwas davon zurückzugeben? Sicherlich, zweifellos, aber ehe sie den Stab über ihren Lebensgefährten bricht, sollte sie sich fragen, wie viel eigene Wünsche in ihrer Gabe gesteckt haben. Mein Verdacht ist der, dass sie ihm ein Geschenk gemacht hat, das sie selbst gern bekommen hätte. Ihr Mann hätte sich vermutlich über eine weniger bombastische Inszenierung genauso gefreut. So aber hat sie den Wettbewerb eröffnet, wer den anderen fantasiereicher feiert. Ihr Mann kann damit nicht umgehen und verweigert sich mit einer kläglichen Ausrede. Schade drum, er sollte seinen eigenen Stil entwickeln und sich nicht so passiv-aggressiv einstellen.

ZUM VERSTÄNDNIS:

Geschenke sind Illusionsträger, Symbole einer grenzenlos guten Welt, in der die Regel vom Austausch außer Kraft gesetzt scheint. Akzent auf *scheint,* denn die Uneigennützigkeit der Gabe ist eine romantische Fiktion und wird in den Texten der sentimentalen und romantischen Autoren des 18. und 19. Jahrhunderts grenzenlos übertrieben. Heutige Paare haben es oft nicht leicht, eine Kultur des Schenkens zu entwickeln. Sie müssen den Mittelweg zwischen dem Kind finden, das sich auf dem Schulhof mit Bonbons Spielkameraden kauft, und dem Geizkragen, der nichts hergibt, weil seine Anwesenheit Ehre genug für alle ist.

Die Beziehung unseres ersten Beispiels ist noch jung: Vielleicht nimmt hier der Mann das Tempo seiner Freundin nicht ernst, mit dem sie die Beziehung leben möchte. Vielleicht weiß er zunächst auch gar nicht, was er tut, weil für ihn ganz selbstverständlich ist, in einer Liebesbeziehung dem Partner möglichst entgegenzukommen. Solche Unterschiede sind zu erwarten; sie prüfen die Kränkungsverarbeitung in einem Paar und entscheiden so über dessen Entwicklung.

Die Art, wie sich Paare in der Verarbeitung von Kränkungen unterstützen, ist eines der interessantesten Kapitel im Chaos von Liebe und Mobbing. Streitende Partner sagen oft, mit allen anderen Menschen kämen sie bestens aus, nur nicht mit dem Liebsten, das sie haben. Hier unterstützen sich die Partner nicht nur nicht in der Verarbeitung einer Kränkung, sondern machen sie unmöglich, indem sie Dritte hereinholen. In unserem Zitat sind es »alle anderen Menschen«, die umgänglicher und einsichtiger sind. Andere dritte Kräfte sind die Norm (»es ist doch nicht normal, im ersten Ehejahr fremdzugehen«), die Freundinnen (»sie sagen, es ist unmöglich, auf der Hochzeitsreise getrennte Kasse zu vereinbaren«) oder die Psychologie (»mein Therapeut hat gesagt«) und die Theologie (»erinnerst du dich noch an die Losung, die wir bei unserer Trauung gewählt haben?«).

Je mehr Erwartungen sich an ein Geschenk knüpfen, desto ausgeprägter ist auch die Gefahr, dass es in eine Spaltung der Beziehung einbezogen wird. Gespaltene Beziehungen erkennt der Therapeut daran, dass im Extremfall ein Paar den Rosenkrieg gleich an die Traumhochzeit anschließt, dass es sozusagen keine Grautöne zulassen kann, sich entweder total harmonisch oder komplett zerstritten erlebt, im Zustand der Verliebtheit sich nicht an die eigenen Hassmöglichkeiten erinnern kann und im Zustand der Verhasstheit völlig vergessen hat, dass da einmal verliebte Gefühle waren.

Geschenke können sozusagen magisch aufgefasst werden, als Mittel, eine solche ideale Beziehung zu schaffen wie jene Patientin, die in der zweiten Sitzung dem Therapeuten einen teuren Kunstband schenkt und sagt, Nervenärzte und Psychologen hätten sie bisher nur als Patientin behandelt, er aber sei ihr menschlich begegnet. Auch dem Nichttherapeuten, der nichts von Spaltung und Borderline-Störungen weiß, wäre nicht wohl bei einer solchen Gabe.

Geschenke auf der Grundlage einer von Spaltungen bestimmten Beziehung haben eine manipulative Qualität, sie üben Druck aus, sie wollen überzeugen. Anders ist das mit Geschenken, die von Einfühlung getragen sind; hier steht die Freude des Beschenkten im Vordergrund, der kein neuer Mensch werden, sein Leben nicht ändern muss, um sich an der Gabe zu erfreuen. Da aber ein gewisses Maß an Überschätzung und Wagemut zur Verliebtheit gehört, ist es oft nicht leicht, die Mitte zwischen dem aufregenden Geschenk-Aufbruch ins Neue und der Zumutung zu unterscheiden, welche mehr Stressdiplomatie als Vorfreude weckt.

Der Tangokurs für den Tanzmuffel, das Saxofon für den Unmusikalischen oder die Schiffsreise ohne Klärung der Anfälligkeit für Seekrankheit sind jedenfalls Geschenke, die als Ausdruck von Zuversicht und Mut angenommen, aber ebenso als grausame Zumutung abgelehnt werden können. In Geschenkboutiquen, Blumenläden und Parfümerien lässt sich beobachten, wie eine ganze Industrie nach Kompromissen zwischen Zumutung und Trivialität sucht, zwischen dem Bestreben des Schenkenden, sich einen festen Platz im Leben des Beschenkten zu sichern, und seiner Bereitschaft, die Flüchtigkeit der Gefühle durch vergängliche Gaben ebenso zu akzeptieren wie aufzuhalten.

ZUR THERAPIE:

Das Schenken in einem Paar ist für den Therapeuten ein wichtiger Hinweis auf das Kleingedruckte im Beziehungsvertrag. Wie bei anderen Verträgen auch beginnen die Partner diesen verborgenen

Text erst dann zu studieren, wenn es Schwierigkeiten gibt. Solange jeder in seinem Vertrauen bestätigt wurde, genau das zu bekommen, was nach dem eigenen Gebe-Verhalten zu erwarten war, ist es ja auch nicht nötig, genauer herauszufinden, auf was man sich eingelassen hat.

Eine Geschenkkultur im eigentlichen Sinn besagt, dass zu bestimmten Anlässen (Hochzeitstag, Weihnachten, Geburtstag) Geschenke regelmäßig und für alle Beteiligten erfreulich ausgetauscht werden. Sie ist natürlich kein Symptom, das eine Therapie erfordert, ganz im Gegenteil zeigt ihr Mangel – der geschenkfreie Geburtstag, der vergessene Hochzeitstag – einen prekären Zustand der Beziehung, einen Mangel an wechselseitiger Bestätigung.

Die meisten Beziehungsprobleme beruhen ebenso auf solchen Mängeln wie auf direkten Konflikten. Wenn ein Auto liegen bleibt, sagt der eine, schuld sei ein defekter Motor, der andere, ein unterlassener Ölwechsel. Recht haben beide. Ohne eine Reparatur des Motors geht gar nichts mehr, aber die schönste Reparatur ist sinnlos, wenn sich die Einstellung nicht in Richtung auf einen pfleglichen Umgang hin verändert.

Wenn Geschenke die Anerkennung für eine gute Partnerschaft sind, wenn die Partner sich wünschen, einander als gute Partner in Erinnerung zu sein, dann müssen sie etwas bedenken, was Macchiavelli unnachahmlich in seinem Buch *Der Fürst* (De Principatibus) formuliert hat: Er warnt den Fürsten davor, auf die Dankbarkeit seiner Untertanen zu setzen und zu glauben, er könnte diese an sich binden, wenn er ihnen zu Beginn seiner Herrschaft möglichst viel von seiner Macht und seinen Reichtümern überlässt. Denn dann werden sich die Untertanen mehr wünschen und – wenn sie es nicht erhalten, weil es nichts mehr zu verteilen gibt – den Fürsten als Geizhals und Knauser in Erinnerung behalten.

Demgegenüber wird der kluge Fürst seinen Untertanen, sobald er die Macht dazu hat, möglichst viel wegnehmen. Dadurch gewinnt er die Möglichkeit, es ihnen nach dem Maß ihrer Verdienste zurückzuerstatten. Auf diese Weise wird er als gütiger und großzügiger Herrscher in Erinnerung bleiben.

Nun ist Macchiavelli ein Berater in Fragen der Macht. Es wäre naiv zu behaupten, die Fragen der Liebe hätten nichts mit den Fragen der Macht zu tun – ganz im Gegenteil: Die Substanz der Liebesbeziehungen beruht darauf, wie gut es gelingt, die Machtfragen so zu beantworten, dass sich die Zuneigung auf einer sicheren Basis entfaltet. Da Macht eine Form der Angstbewältigung ist, geht es darin auch um die Weite der angstfreien Räume, in denen sich die Partner entfalten, kennenlernen und gegenseitig unterstützen. Erst wenn solche Räume stabilisiert sind, tritt die Gefahr zurück, dass Geben ein Versuch der Dominanz ist und die Verweigerung der Annahme einer Gabe oder des Gebens ein Ringen um Autonomie.

Für die Beziehungspraxis bedeutet das, zu Beginn eher vorsichtig und zurückhaltend mit Geschenken zu sein. Der Partner soll sich nicht erdrückt fühlen; der Gebende sich nicht selbst verleugnen. Gefährlich ist es, eigene Konturen zu verwischen, um Erwartungen gerecht zu werden.

In Therapie kommen Paare nicht nach Konflikten, wie sie die beiden Paare in den obigen Beispielen spiegeln. Es geht dann meist um ein Opfer an Eigenleben und Selbstverwirklichung, das vom Geber als Geschenk verstanden, vom Nehmer aber als eigenes Interesse angesehen wurde.

Beispielsweise hat die Frau ihren Beruf aufgegeben, an dem sie hing, um (so sieht sie es später) ihrem Mann drei Kinder zu schenken. Ihr hätte eines gereicht, und dann hätte sie wieder arbeiten wollen. Er, fassungslos: Aber du hast doch die Kinder gerade so gewollt wie ich!

Oder der Ehemann hat sein Gehalt und seine Freizeit geopfert, um der Familie im heimatlichen Dorf ein eigenes Haus zu schenken. Aber die Familie dankt es ihm nicht, sie will nicht dort leben, die Kinder finden das Dorf spießig, die Ehefrau kann sich nicht vorstellen, Tür an Tür mit ihrer Schwiegermutter zu wohnen. »Ich habe alles für die Familie gegeben«, sagt der Mann verbittert. »Es war nicht deine Familie«, kontert die Ehefrau, »es war deine Vorstellung von deiner Familie, in der wir drei gar keine Rolle gespielt haben!«

Im Streit um Geschenke materialisiert sich das Paradox der modernen Liebe: Es ist für das Selbstgefühl der Partner von hoher Bedeutung, sich jeweils als jemand zu fühlen, der gut lieben kann. Die einzige Person, die diesen Orden zu verleihen vermag, wird ihn mir in dem Augenblick nicht mehr geben, in dem ich mich über sie beklage – wie egoistisch sie auf meine Opfer reagiert, wie sie diese annimmt und aufschluckt, ohne sie genügend zu würdigen und über entsprechende Gegengaben nachzudenken.

Das Ziel der Therapie angesichts von Geiz-Vorwürfen ist, bei dem zurückhaltenden Partner Verständnis für die Segnungen der Freigiebigkeit zu wecken und beim Freigiebigen Verständnis für den Segen des Geizes. Schließlich ist ein Partner, der etwas hat, aber zögert, es loszulassen, dem Habenichts vorzuziehen, der versucht, durch die Ausgabe von Falschgeld Großzügigkeit vorzutäuschen. Sich die Kosten für eine Einladung zu teilen ist nicht ganz so romantisch wie eingeladen zu werden, aber sehr viel besser als das luxuriöse Wochenende mit einem Schwindler, der seine Brieftasche vergessen hat.

Wie lange darf eine Affäre dauern?

Sie hat ihn schon viele Male betrogen. Meist handelte es sich dabei um spontane Seitensprünge oder kurze Affären. Sie hatte diese immer selbst beendet – und ihrem Mann auch gebeichtet. Er hat darunter gelitten, aber ihr immer wieder verziehen. Schließlich war es ihm bewusst, dass seine Frau eine sehr attraktive und anziehende Person ist. Und dass sie immer wieder zu ihm zurückgekehrt ist, hat ihn ermutigt. Bis er die geheime jahrelange Affäre dann doch entdeckte. Mittlerweile hat sich seine Frau von ihrem Geliebten getrennt und ihrem Mann versichert, sie werde ihm in Zukunft treu sein. Er liebt sie noch immer, aber er ist sehr verletzt und traut ihr nicht mehr. Soll er sich von ihr trennen?

ERSTE ANTWORT:

Warum hat dieser Mann seiner Partnerin die Seitensprünge verziehen? Sie kam immer wieder zu ihm zurück. So sah er sich bestätigt, dass er letztlich der Beste ist. Das Beziehungsverhalten dieser Frau erinnert mich an die komplizierten Manöver eines Astronauten, der die Schwerefelder von Gestirnen geschickt ausnutzt, um seinen Kurs zu finden. *Einem* Mann fühlt sie sich zu sehr ausgeliefert; wenn es immer wieder einen zweiten oder dritten gibt, hat sie ein Gefühl von Freiheit, weil sie von keinem dieser Männer abhängig ist. Im Gegensatz zu den bisher gebeichteten, flüchtigen Affären erschüttert ihr längeres Verweilen in einer Parallelwelt das Selbstvertrauen ihres Mannes. Hilfreich sind hier nicht Regeln, wie lange ein verzeihlicher Seitensprung gegenüber dem unverzeihlichen dauern darf. Es geht eher um Antworten auf die Frage, ob die beiden ihre Zweisamkeit so befriedigend gestalten können, dass Debatten und Geständnisse bedeutungslos werden.

ZUM VERSTÄNDNIS:

Liebespartner sind füreinander die zentrale Garantie von Geborgenheit, das Versprechen einer eigentlich bedingungslosen Liebe und Fürsorge angesichts einer Welt, in der jedes Ding seinen und jede Dienstleistung ihren Preis hat. Jede Beziehung von verschmelzender Intensität verlockt zu einem gefährlichen Höhenflug. Je nachdem, wie stark sich das Paar bisher in wechselseitigen Idealisierungen gegen die Umwelt abgegrenzt hat, wird ein Defekt in der Beziehung erlebt: so unangenehm wie ein Rostloch in einer Autokarosserie, ein Riss in der Kabine eines Düsenflugzeugs oder ein Schaden in der Hülle einer Raumstation. Einmal dringt nur Regen ein. Wird nichts unternommen, kann der Schaden um sich greifen und tragende Teile angreifen. Im zweiten Fall ist es eine ernstliche Havarie, in der die Passagiere mit Atemnot rechnen müssen, wenn die Piloten nicht geistesgegenwärtig reagieren. Im luftleeren Raum kann ein Leck tödlich sein.

Das auf emotionale Bindungen gerichtete Selbstvertrauen bedarf dringend der Stütze durch eine idealisierte Beziehung – durch den Partner, der ganz und gar bewundert, der ausschließlich liebt, der in jeder Frage auf der eigenen Seite steht, der lieber Vater und Mutter, Bruder und Schwester verlässt und verrät als mich.

Wir nutzen den Partner, um erotische Wünsche, Bedürfnisse nach Zärtlichkeit, nach Austausch im Gespräch zu befriedigen. Eifersüchtige sind bereit, diese Einzelheiten einer Liebesbeziehung preiszugeben, um ein Einziges zu behalten: die benötigte Stütze für ihr Selbstgefühl. Sie verlieren die Orientierung an den realen Möglichkeiten des Partners. Im Extremfall (wie in Shakespeares »Othello«) kann der Eifersüchtige nicht über seine Leiden und Ängste sprechen, sondern nur sich selbst und/oder die Bezugsperson töten, um ihr definitiv unmöglich zu machen, das Bild zu zerstören, das sein Selbstgefühl stützt. In anderen Fällen wird das Objekt der Eifersucht drangsaliert, beschimpft, bedroht, bis es zurückschlägt, weggeht, kurzum bestätigt, dass die Liebe unzuverlässig und der Schmerz gewiss ist.

Bei unserem Paar geht es um die speziellen Bedingungen, unter denen Eifersucht kontrolliert werden kann. Eine davon ist das Geständnis des Seitensprungs und die Verzeihung danach, welche von manchen Paaren ritualisiert wird und einer narzisstischen Aufwertung dient, besser zu sein als Paare, die das verheimlichen und/oder an Eifersucht scheitern. Der Mann in diesem Beispiel konnte sich bisher immer wieder seiner Frau vergewissern, obwohl ihn die Phasen der Unsicherheit quälten.

Man kann davon ausgehen, dass beide in ihrem Selbstgefühl belastet und besonders bedürftig nach Bestätigung sind. Die Frau kann die Gelegenheit nicht preisgeben, Männer zu erobern, um sich aufzuwerten; ihr Mann kann sie nicht loslassen, weil sie ihm ein sonst nicht greifbares Gefühl von Überlegenheit über Männer gibt, die eine solche Frau nicht halten können und nicht so großmütig sind wie er. Beide greifen nach dem *mehr als genug* – sie, indem sie mehr als genug Männer hat, und er, indem er mehr als genug duldet und verzeiht.

ZUR THERAPIE:

Wenn ein Paar in Eifersuchtskonflikte gerät, hängt das mit Unverträglichkeiten der Sicherheitsbedürfnisse zusammen. Es ist schwierig geworden, sich zu verständigen und Kompromisse zwischen den unterschiedlichen Bedingungen zu finden, unter denen Sicherheit erlebt werden kann. Eifersucht ist berechtigt, in gewissem Umfang sinnvoll und unter günstigen Bedingungen nicht nur erträglich, sondern auch für die Beziehung konstruktiv. Sobald darüber Einigkeit gewonnen ist, lässt sich eine Verhandlungsgrundlage über die Grenzen des Zumutbaren herstellen.

Die eifersüchtige Extremreaktion, in der sich der bisher geliebte Lebenspartner in ein Monster verwandelt, hat diese Verhandlungsgrundlage verlassen. Die Verleugnung, wonach Eifersucht bösartig, besitzergreifend, kleinbürgerlich ist, sucht sie erst gar nicht auf. Wer seine Neigung zu solchen Extremen infrage stellen kann, gewinnt eine Chance, die viel Lebensqualität retten kann.

In vielen Therapiestunden habe ich zusammen mit Frauen und (seltener) Männern, die an den polygamen Neigungen ihrer Partner(innen) verzweifelten, nach den Gründen gesucht, die es den modernen Menschen so viel schwerer machen, mit Eifersucht umzugehen, als ihren Schwestern und Brüder aus den Jäger- und Nomadenkulturen. Die erste Antwort ist die, dass in der individualisierten Gesellschaft das Paar sich nicht mehr auf einen wirtschaftlichen oder sozialen Rahmen verlassen kann, der die Sprengkraft der Eifersucht begrenzt.

Eifersucht ist in der traditionellen Gesellschaft durchaus bekannt; sie führt zu dramatischen Aktionen, zu Hass und Grausamkeit. Aber es gibt die innere Bruchstelle zwischen Leistungsautonomie und Gefühlsabhängigkeit nicht, die Eifersüchtige so quält.

Oft sind die Männer zu mächtig, die Frauen zu abhängig, um jene regressiven Spaltungen zuzulassen, die in den heutigen Eifersuchtsszenen dazu führen, dass Männer wie Frauen sich gleichzeitig an die geliebte Person klammern und sie vernichten wollen, dass sie Geständnisse erzwingen, deren Inhalt sie nicht ertragen, oder Zärtlichkeiten zurückweisen, nach denen sie hungern.

Ein polygames Familienoberhaupt in einer traditionellen Gesellschaft gleicht keineswegs dem Playboy des Jet-Set. Auf ihm lastet die Aufgabe, alle seine Frauen gut zu versorgen. Männer wie Frauen sind unter diesen Lebensumständen, die Beziehungen immer auch zu wirtschaftlichen machen, vor Regressionen besser geschützt als in der Moderne, wo die Liebesbeziehung der Hort des Glücks und damit auch in vieler Hinsicht der Illusion ist.

In der traditionellen Kultur sind die Spielregeln klar und hart. Diese Situation führt dazu, dass alle Beteiligten nicht um die Einsicht herumkommen, dass die voll befriedigende und uneigennützige Liebesbeziehung nicht existiert, nicht zu erwarten ist und nicht eingeklagt werden kann. Niemand will ausschließlich um seiner selbst willen geliebt werden, wie es das Ideal der Gegenwart verheißt.

In der Durchschnittsfamilie der traditionellen Gesellschaft ist es vernünftig zu sagen: Mein Partner/meine Partnerin ist vielleicht nicht treu, vielleicht erotisch nicht besonders attraktiv, aber wir arbeiten zusammen, versorgen uns und unsere Kinder, so gut es geht. In der heutigen Familie gilt diese Haltung mindestens als Zeichen von Zynismus, wenn nicht als Signal einer seelischen Störung. Sie ist es auch insofern, als menschliche Liebesbeziehungen auf einen kulturellen Kontext bezogen sind und ohne ihn gar nicht gelebt werden können.

In dem vorliegenden Fall würde der Therapeut versuchen, möglichst schnell die fruchtlose Aufgabe zu verlassen, zwischen verzeihlichen und unverzeihlichen Seitensprüngen zu unterscheiden. Er würde das Paar in seinen Bemühungen anerkennen, schwierige Situationen zu bewältigen. Sie haben doch bisher schon eine schätzenswerte Fähigkeit entwickelt, ein Maß an Eifersucht zu verarbeiten, an dem andere Paar scheitern. Weshalb droht diese Fähigkeit gegenwärtig verloren zu gehen? Was unterscheidet eine verheimlichte Beziehung, die längere Zeit dauert, von einem Urlaubsflirt, der gleich gebeichtet wurde?

Die Partner müssen an die Liebe glauben, um die Eifersucht zu überwinden. Wenn dieser Glaube wiederhergestellt werden kann, ist das Leck wieder dicht. Nicht die Größe des Lecks, nicht die Stärke des Flickens entscheidet über den Ausgang. Es geht allein darum, ob der Flicken groß genug ist für das Leck.

Die Wichtigkeit seines Jobs

I.

Sie wohnen seit mehren Jahren zusammen. Sie stört sich aber zunehmend daran, dass er immer so spät aus dem Büro kommt. Er ist in seinem Job gut, sehr ehrgeizig, und eigentlich gefällt es seiner Frau, mit einem erfolgreichen Mann zusammen zu sein. Aber außerhalb der Zusammenhänge seines Jobs bekommt sie immer weniger von ihm mit. Oft lässt sie ihn ihre Unzufriedenheit spüren. »Anfangs fandest du meinen Ehrgeiz toll, und nun passt er dir nicht mehr«, verteidigt er sich. »Ich werde doch nicht meine Karriere sausen lassen, bloß weil du jetzt lieber einen Stubenhocker hättest.« Doch für seine Frau ist es längst keine Frage des Ehrgeizes mehr. Sie ist der Meinung, dass er seinen Job mehr liebt als sie. In der Folge verbringt er noch mehr Zeit im Büro.

ERSTE ANTWORT:

Anfangs bekam der Mann Anerkennung im Job und Bewunderung von seiner Frau. Nun ist ihr Zuspruch in Abwertung umgeschlagen, und er flüchtet dorthin, wo er sich geschätzt fühlt – ins Büro. Die beiden sind in eine böse

Spirale geraten: Er würde weniger arbeiten, wenn sie liebenswürdiger wäre und ihm mehr Anerkennung gäbe; sie würde ihn mehr anerkennen, wenn er ihr öfter vermitteln würde, dass sie nicht ein Termin neben anderen ist, den er abhaken muss, sondern das Wichtigste in seinem Leben. Es ist ein gefährliches Signal, wenn die Frau entwertet, was sie früher als Bereicherung der Beziehung ansehen konnte, und der Mann ihr Interesse als Kastration deutet (»Stubenhocker«). Wenn die Kommunikation scheitert, bleiben der Frau nur zwei Lösungen: sich ebenso in die Arbeit zu stürzen – oder sich in ihren Tangolehrer zu verlieben.

II.

Sie kennen sich aus Studienzeiten. Als sie heiraten, sind beide eher links und pleite und haben miese Jobs. Irgendwann macht er allerdings schnell Karriere. Er bekommt Bestätigung vom Chef, einen Dienstwagen und ist abends immer häufiger in beruflichen Terminen. Derweil bleibt sie mit den Kindern zu Hause. Für seine Familie findet er immer weniger Zeit. Eines Tages lädt sein Chef zum Abendessen mit Geschäftspartnern ein. Er ermuntert ihn, doch auch seine Frau mitzubringen, die ihren Mann eher widerwillig begleitet. Wie erwartet, wird es ein völlig langweiliger Abend voller pflichtschuldiger Höflichkeiten und oberflächlichem Smalltalk. Sie hasst so etwas. Als beide schließlich zum Auto gehen, sagt sie: »Sag mal, merkst du eigentlich noch, dass das alles Arschlöcher sind?« Er ärgert sich sehr über diesen Satz.

ERSTE ANTWORT:

Die Frau hat die Veränderung ihres Mannes passiv hingenommen. Er ist ihr in eine Welt entglitten, der sie nichts abgewinnen kann. Statt zu überlegen, wie beide trotzdem in Kontakt bleiben können, hat sie sich zurückgezogen. Schließlich bricht der ganze Frust aus ihr hervor. Indirekt versucht sie ihrem Mann zu sagen, dass er selbst ein Arschloch geworden ist. Dass ihn das ärgert, ist verständlich, aber wenn er sich nicht fragt, wie es dazu kam, macht er es sich zu einfach.

ZUM VERSTÄNDNIS:

In dem ersten Fallbeispiel ist nichts darüber gesagt, ob die Frau beruflich zurückgesteckt hat, seit sie mit ihrem Mann zusammen ist. Ich bin ziemlich sicher, dass das ebenso der Fall ist wie bei dem zweiten Beispiel. Dort hat die Frau Kinder großgezogen, den Haushalt geführt, ihm den Rücken frei gehalten. In solchen Fällen gerät eine Partnerschaft oft in eine Schieflage, aus der sie sich nur durch viel Einsicht und gemeinsame Bemühung wieder aufrichten kann. Im anderen Fall kentert sie.

Mit Veränderungen in der Lebensgestaltung, hier mit dem Verzicht auf berufliche Anerkennung, ist es wie mit einer chirurgischen Operation. Der Mediziner hat das Heft in der Hand; ihm tut nichts weh, und er glaubt, er könne deshalb ganz vernünftig und in aller Ruhe entscheiden. Wenn die Operation, statistisch gesehen, wenig Risiko mit sich bringt und die Erfolgschancen überwiegen, ist es doch selbstverständlich, sie durchzuführen. Selbst wenn es sich nur um einen diagnostischen Eingriff handelt, es ist doch immer besser, genau Bescheid zu wissen. Für den Patienten, der die Schärfe des Skalpells zu spüren bekommt, ist die Sache nicht so einfach abgetan. Ein guter Arzt wird sich in ihn einfühlen und sich sehr genau überlegen, ob er ihm den Wundschmerz und das Narkoserisiko wirklich zumuten darf.

Wenn es darum geht, wer angesichts einer Schwangerschaft zu Hause bleibt, verhalten sich gut verdienende, beruflich erfolgreiche Männer oft nicht anders als Chirurgen, denen ihr Operationskatalog oder ihr Bankkonto wichtiger ist als die Empathie in ihre Patienten. Die Partnerin hat doch schon einige Mal am Sonntagabend gestöhnt, dass sich montags die Jobmühle wieder dreht; da kann sie doch problemlos zu Hause bleiben! Er tut ihr sogar einen Gefallen damit, sie muss sich freuen, muss dankbar sein!

Je öfter er dann aber nach Hause kommt und sich plustert mit seinen Erfolgen, während sie ihrer Performance im Windelwechsel und Umgang mit Nabelkoliken nichts Glorreiches abgewinnen kann, desto gefährlicher und angespannter wird die Lage. Die Stimmung kippt ins Gereizte; entweder macht sie seine Erfolgsblähungen schlecht oder klagt über den Stress mit dem Kind und das späte Eintreffen der Wachablösung durch ihn. So hat sie sich das nicht vorgestellt!

Nun werden Menschen im Allgemeinen und Männer im Besonderen wie Flipperkugeln magisch von jenen Zusammentreffen angezogen, aus denen sie Bestätigung gewinnen können. Den Ort von Kritik und schlechter Stimmung suchen sie hingegen zu vermeiden. Je unzufriedener die Partnerin zu Hause, desto später kommt der Mann, desto müder und erschöpfter ist er. Manchmal, um sich wenigstens auf dem Minusniveau wieder mit ihr zu treffen, behauptet er sogar, er würde jeden Tag seinen Job hinschmeißen, wenn *sie* nur genauso viel Geld heranstressen könnte.

Jeder Partner glaubt, für die Familie Opfer zu bringen und sich anzustrengen: der Mann, indem er viel arbeitet und für die gemeinsame Zukunft Geld heranschafft, die Frau, indem sie ihren beruflichen Ehrgeiz der Sorge für Kinder und Haushalt opfert.

Wenn erst einmal der Gedanke in eine Familie eingedrungen ist, dass für sie Opfer gebracht werden müssen, sie dafür aber nicht ausreichend entschädigt, entsteht ein Regelkreis, der schwer zu durchbrechen ist. Wer mehr und plakativer an der Familiengründung leidet, hat in diesem teuflischen Modell auch mehr Anspruch auf Anerkennung. Daher wird viel geklagt, was die Familiengründung alles geraubt hat und was sie in Zukunft noch für Mühen kosten wird. Die Stimmung kippt ins Freudlose, an dieser Freudlosigkeit sind aber immer die anderen schuld.

ZUR THERAPIE:

Solche Paare kommen meist in fortgeschrittenen Zuständen der erotischen und zärtlichen Verelendung. Der zynische Rat, ein Verhältnis mit dem Tangolehrer anzufangen, lässt sich nicht umsetzen, dazu fehlt die Energie, ist die Stimmung zu depressiv. Die Partner wünschen sich vom Therapeuten, dass er den Schuldigen findet, der die Familie an dieser verseuchten Küste hat stranden lassen. Dieser Schuldige ist natürlich immer der/die andere. Dann soll er diesem oder dieser Schuldigen nicht nur so den Kopf waschen, dass sie ihr Unrecht endlich einsehen, sondern er muss sie auch mit der magischen Macht ausrüsten, die Beziehung in den verlorenen Zustand zurückzuzaubern, in dem man noch Lust aufeinander hatte und sich freute, wenn man sich sah.

Das hört sich unmöglich an und ist es auch, aber gerade die Einsicht in die Unmöglichkeit einer solchen Lösung hilft dem Paar oft, verschüttete Möglichkeiten des Humors zu erschließen.

Der Therapeut macht dem Mann klar, dass sein Jammern über den beruflichen Stress und seine häusliche Müdigkeit ein Manöver sind, mit dem er ebenso vergeblich versucht, seine Partnerin unter Druck zu setzen, wie sie es mit der Klage über den Stress des Daseins als Hausfrau und Mutter tut. Der Mann erkennt, dass er vor allem für sich, für seine Selbstbestätigung arbeitet; die Frau akzeptiert, dass sie sich ohne Kinder doch erheblich schlechter fühlen würde. Vielleicht können beide dann auch wieder erkennen, wie wenig sie den Beitrag des anderen zur Familie wertgeschätzt haben und wie blind sie Wertschätzung für sich einklagen, ohne sie zu geben.

Beziehungen verändern sich, aber die Liebenden halten oft an einer Situation fest, von der sie vermuten, dass sie nur vorübergehend, wie durch einen bösen Zauber, entgleist ist. Während der gemeinsamen Zeit im Studium hat man gemeinsam über die Professoren geschimpft – zehn Jahre später ist die Frau selbst Professorin geworden, während ihr Mann, der sich als Hausmann verwirklichen wollte, immer noch darauf wartet, dass er endlich seinen Studenten-Kumpel zurückbekommt, der zusammen mit ihm Professoren für Arschlöcher hält.

Es ist therapeutisch sehr hilfreich, solche ins nicht nur Kleingedruckte, sondern Unleserliche abgeglittenen Erwartungen aus der Frühzeit einer Beziehung wieder lesbar zu machen. Die Verliebtheit entfaltet eine so große Macht über das menschliche Leben, dass Liebende nicht selten davon ausgehen, sie hätten damals eine Beziehung in einem idealen Zustand ausgehändigt bekommen, garantiert für immer. Es kann doch nicht wahr sein, dass sich *wirklich* etwas geändert hat!

Partner können die Belastungen durch die Entwicklung der Beziehung nur gemeinsam verarbeiten. Jeder möchte aber oft das Gute für sich behalten, das Schlechte aber dem Gegenüber unterstellen. An dem Frust einer neuen Aufgabenverteilung, an den Zwängen, Zärtlichkeit mit Kindern zu teilen und nicht mehr so ungestört wie früher die erotische Beziehung pflegen zu können, bin ich nicht schuld, mein Partner hat versagt!

Wenn in der Therapie geklärt werden kann, dass niemand schuld ist, dass sich aber die Realität verändert hat, kann die schlechte Atmosphäre vertrieben werden. Das Paar hat etwas gewonnen und etwas verloren. Es geht nicht mehr an, einen primitiven Narzissmus zu pflegen, der behauptet, man habe auf dem Höhepunkt der Verliebtheit eine Garantie für lebenslanges Glück erworben, und wenn dieses schwinde, müsse der Partner Abhilfe schaffen.

Dieser Prozess, in dem eine Liebesbeziehung zu ihrer eigenen Realität zurückfindet, wird oft als Arbeit an der Beziehung beschrieben; diese, heißt es dann, sei unentbehrlich. Mir ist unbehaglich bei solchen Beschreibungen, die oft so vorgetragen werden, als komme man damit dem Therapeuten bereitwillig entgegen.

Aber wo Arbeit ist, gibt es auch Leistungsmängel und Versagen. Diese halten sich verelendete Paare erbittert vor. Daher bin ich mehr dafür, Freude als zentrale Qualität einer Liebesbeziehung anzusehen. In der Umstellung von der Verliebtheit zur Alltagstauglichkeit, zur gemeinsamen Organisation von Haushalt und Erziehung, sollte die *Freude an der Zusammenarbeit* im Mittelpunkt stehen, und die Partner sollten zu guten Managern des Beitrags des Partners werden.

Ein guter Chef achtet vor allem darauf, dass die Leistungsmotivation der Mitarbeiter nicht beschädigt wird. Er bleibt respektvoll, bemüht sich, Lobenswertes zu loben und Kritik einfühlend und sachlich vorzubringen. Er orientiert sich an den gemeinsamen Zielen, nicht an seinen Launen. Es ist manchmal ein Augenöffner, wenn Partner, die im Beruf Personalverantwortung haben oder hatten, plötzlich erkennen, dass sie ihre Ehefrau oder ihren Ehemann sehr viel schlechter behandelt haben als ihre Sekretärin.

Romantik und Sex

I.

Ein Dialog. Am Abendbrottisch. Sie sagt: »Weißt du eigentlich, wann wir das letzte Mal Sex hatten?« Er sagt: »Was soll das?« Sie weiter: »Ich habe gelesen, ein normales junges, glückliches Paar hat dreimal die Woche Sex.« Er sagt: »Es gibt nun mal solche und solche Phasen.«

ERSTE ANTWORT:

Wenn man zu laut im Wald herumtrampelt, ist das Reh eben weg. So redet man nicht über Sex. Sex ist eine sehr scheue Angelegenheit. Prinzipiell ist es gut für Liebespaare, über Sex zu reden, noch besser aber, Sex zu haben. Um das kostbare Wild nicht zu vertreiben, sollte auch der leiseste Anklang von Vorwurf vermieden werden. Sie will doch nicht, dass er sie verführt, um die Statistik zu bestätigen. Und da er offenbar den Humor schon verloren hat, kann er sie auch nicht aus ihrem Vorwurf herausholen. Er reagiert genauso trocken. Eine Pattsituation. Es ist, als ob sie sagt: »Ich möchte mal wieder so richtig verführt werden!« Und er darauf: »Ich auch!«

II.

Ein heftiger Streit – sie haben lange gesprochen und sich schließlich wieder vertragen. Im Bett versucht er später, sie zum Sex zu animieren. Sie erduldet eine Weile seine Bemühungen, dann sagt sie ihm, dass sie keine Lust habe. »Wenn wir einen romantischen Tag gehabt hätten, dann würde ich bestimmt mit dir schlafen wollen«, sagt sie. »Aber heute hatten wir keinen schönen Tag, wir hatten Streit.« Er ist frustriert: »Sex gehört doch zur Romantik dazu.« »Für dich funktioniert das vielleicht so, für dich wäre wahrscheinlich jeder Tag ein glücklicher Tag, wenn wir nur Sex hätten«, erwidert sie. Darauf er: »Das stimmt vielleicht, aber dass Sex mit dir mich glücklich macht, das reicht dir wohl nicht!« Beide rollen sich in ihre Decken ein und schlafen.

ERSTE ANTWORT:

Egal, um welchen Streit es sich handelte: Er war nicht zu Ende. Im Bett fand er seine Fortsetzung, wenn nicht sein eigentliches Thema. Für den Mann in diesem Beispiel ist Sex die Voraussetzung dafür, dass er romantische Gefühle entwickeln kann und den Eindruck hat, dass die Beziehung funktioniert. Für seine Partnerin sind romantische Gefühle die Voraussetzung dafür, dass sie sich sexuell öffnen kann. Einer muss immer klein beigeben. Sex kann hier nicht als Versöhnungsritual funktionieren, weil er ihn für die Basis hält und sie für den Überbau. Die Gefahr droht, dass beide zu dem frustrierenden Kompromiss einer entsexualisierten Beziehung finden. Der Mann wird am nächsten Morgen kaum romantischer gestimmt sein, sie aber wird ohne sein Werben keine Lust entwickeln. Fazit: Ein gemeinsames Konzept von Romantik (zumindest aber die Entwicklung von Humor angesichts dessen Mangels) schützt vor Lustverlust.

ZUM VERSTÄNDNIS:

Erotik ist Bindungskraft unter Erwachsenen, die einen Zustand erreicht haben, den Biologen Geschlechtsreife nennen. Sie entschädigt uns für den Verlust der Kindheit. Sie zu wechselseitiger Beglückung zu praktizieren bestätigt Partner mehr in ihrer Männlichkeit/Weiblichkeit als alle Lobreden. Sexuell aktive Menschen sind körperlich und seelisch gesünder. Dennoch geht vielen Paaren auf ihrem gemeinsamen Weg die Sexualität verloren.

Das liegt paradoxerweise eben daran, dass die Erotik so viel zu unserem Selbstgefühl beiträgt. Aus diesem Grund spielt in ihr auch der Stolz eine so mächtige Rolle. Verliebte sind stolz darauf, dass sie den besten Sex haben, den die Geschichte kennt. Die Kehrseite sind Scham und Schuld, sobald die Erotik problematisch wird.

Ein Mann hat mir einmal zwei Briefe seiner Geliebten mitgebracht: In dem ersten schrieb sie, so schön wie mit ihm habe sie noch mit keinem Mann geschlafen, so wunderbare Intensität niemals vorher gekostet. Im zweiten schrieb sie, einige Monate später, er sei immer wie ein Schnellzug über sie gerollt, und sie habe ihm zuliebe stillgehalten, aber nichts empfunden. Solches Kippen von der Überschätzung in die Entwertung zeigt, wie verwundbar unsere Erotik durch Stolz und Vorurteil ist.

Es ist für die Beziehung förderlich, wenn sich zumindest ein Partner nicht davon abbringen lässt, dass in der gemeinsamen Erotik etwas Gutes für die Beziehung steckt. Entsexualisierte Paare leiden oft unter dieser Leere, aber sie haben sich ohne genaues Nachdenken geeinigt, dass gar keine Sexualität hochwertiger ist als eine krumme, in der ein Partner die Initiative ergreift und der andere mitmacht. Ihre Romantik beruht auf Harmonie, nicht auf Reibung; entweder sind beide entflammt, oder die Fackel erlischt.

Wenn Erwachsene ihre Erotik sozusagen überoptimal gut haben und machen wollen (Zeichen dafür sind fanatisches Streben nach dem gemeinsamen Orgasmus oder die drängende Frage danach *wie war ich*), liegt das daran, dass wir dort nach Perfektion streben, wo wir früher verletzt worden sind. Traumatische Ängste schreien nach Sicherheit; strikte Orientierung an einem Ideal verspricht sie – auf Kosten des Lebens und der Fantasie.

Das leicht durch Angst und Scham beeinflussbare kindliche Gefühlsleben wird von Eltern oft vorwiegend strafend und warnend behandelt. Erotik in ihrer frühen Gestalt der Selbstbefriedigung ist für die Erzieher bedrohlich. Diese Angst überträgt sich auf die Kinder. Erotische Impulse unbefangen zu erleben wird verteufelt, ist ein Signal für einen verderbten Charakter, vor allem bei Mädchen.

Eine Frau berichtet, als 15-Jährige habe sie zum ersten Mal einen Jungen geküsst und dabei genitale Lust gespürt. Blitzartig sei ihr dann mit heftiger Angst der Gedanke durch den Kopf geschossen: Du wirst eine Nutte! Daraufhin habe sie nichts mehr gespürt und sei jahrelang allen ähnlichen Situationen aus dem Weg gegangen. Erst im Studium habe sich das verändert; vielleicht habe sie das Fach Psychologie auch deshalb gewählt, um herauszufinden, was mit ihr los sei.

ZUR THERAPIE:

Jeder kennt die Fernrohre, die an Aussichtspunkten stehen. Um mit ihnen den Blick in die Landschaft zu genießen, ist es notwenig, eine Münze einzuwerfen. Ehe das nicht geschehen ist, funktioniert gar nichts. Anderseits kann ich ein eigenes Fernglas dabeihaben, das mir sofort ein Bild liefert, wenn ich es an die Augen setze.

Es gibt nun Menschen, deren Erotik so konstruiert ist wie die ersten Fernrohre: Wenn nicht die richtige Münze eingeworfen wird, bleibt's zappenduster. (In unserem Beispiel ist *Romantik* auf diese Münze geprägt.) Und genau diese Bedürftigkeit ist für jene Menschen unverständlich, die ein Fernglas gewohnt sind, das funktioniert.

Narzisstisch normal belastbare Partner können die Bedingungen herausfinden, unter denen ihre Erotik gelingt, und sie füreinander herstellen. Aber manchmal ist es leider so, dass gerade die Menschen, welche besonders viel Sicherheit benötigen, am wenigsten dafür sorgen können, dass sie diese auch bekommen. Unsichere Männer ebenso wie unsichere Frauen verwandeln die Angst, sexuell zu versagen, nicht attraktiv genug zu sein, in kannibalische Aktivität. Ihr Gegenmittel zehrt die Reste an Sicherheit auf, die sie während der Verliebtheit gewonnen hatten. So teilen sie etwa aus Angst, selbst nicht zu genügen, dem Liebespartner kränkend mit, er habe es nicht gebracht, habe nicht die richtige Technik, nicht die richtige Figur.

In der Therapie ist es hilfreich, die verborgenen Wünsche in solchen kränkenden Entwertungen aufzufinden, sie festzuhalten und dem gekränkten Partner deutlich zu machen, dass er sich nicht beleidigt zurückziehen darf, sondern sein Werben, seine Bemühung gut sind, auch wenn sie nicht den gewünschten Erfolg haben.

Ein Paar muss sich in der Therapie über die Gefahren klar werden, welche in der Erotik durch praxisfeindliche Ideale drohen. Es gilt, Toleranz dafür zu entwickeln, dass es auf jeden Fall das kleinere Übel ist, sich irgendwie miteinander zu vergnügen, als in erhabener Geste auf Unvollkommenes zu verzichten. Das gelingt umso besser, je mehr die Partner einander in früheren und gegenwärtigen Ängsten und Kränkungen verstehen und sich darüber verständigen.

Hilfreich ist es ferner, wenn sich Paare über die Teufelskreise klar werden, welche die Erotik aus ihrem Leben vertreiben. Einer davon ist, dass A nur dann Sex haben will, wenn er sich B nahe fühlt, während B sich A nur nahe fühlen kann, wenn er Sex mit ihr hat. »Ich würde ja öfter mit dir schlafen, wenn du mehr mit mir reden würdest, ich weiß ja gar nicht mehr, wie es dir geht und was dich beschäftigt und ob du dich für mich interessierst!« »Ich könnte dir mehr von mir erzählen, wenn du öfter mit mir schlafen würdest, ich weiß ja gar nicht, ob du mich noch liebst!«

Freilich ist damit noch nicht geklärt, wer damit beginnt, sein Verhalten zu ändern. Aber die Chancen dafür verbessern sich sichtlich, wenn die zirkuläre Natur des Dilemmas erst einmal tiefer ins Bewusstsein dringt. Ich erinnere mich an einen Ingenieur, der nach einigen Monaten in einer Partnergruppe über seine Fortschritte berichtete, als habe er endlich das Geheimnis einer komplizierten Apparatur gelöst: »Wenn ich mit D. schlafen will, rede ich eben mit ihr. So eine halbe Stunde. Das funktioniert. Ich hätte es selbst nicht gedacht!«

Oft wollen Partner nichts davon wissen, dass die Spannungen in ihrer Beziehung auf sexuelle Defizite zurückzuführen sind. Der Mann nörgelt an der Haushaltsführung herum, die Frau an seiner geistigen Abwesenheit und seinem Fernseh- oder Computerkonsum. Wenn er nach der Erotik fragt, wird der Therapeut erschreckt beäugt. Ist er denn sexbesessen? Nur einem Monster kann in den Kopf kommen, angesichts *dieser* Stimmung mit *diesem* Partner an Erotik auch nur zu denken.

Jetzt muss der Therapeut Haltung beweisen. Es ist nicht schön, ein Sexmonster zu sein. Es ist alles andere als romantisch. Sind

Therapeuten kaltschnäuzige Zyniker, die nichts von einer Erotik verstehen, die keusch untergeht oder aufblüht wie die blaue Blume? Keineswegs, mit dieser Neugier sind sie Amor näher als alle Würdenträger. Ehe gar nichts angesprochen wird und alle weiter so tun, als ob es das Thema nicht gäbe, ist es das kleinere Übel, sich irgendwie zu verständigen. Es gibt in der Erotik dumme Hemmungen, die sich als schöne Moral verkleiden, und kluge Inspirationen, die mit einem unpassenden Vorschlag beginnen.

Nichtbeziehungen und Angst vor Nähe

I.

Die Affäre dauert schon einige Wochen. Er hat ihr von Anfang an gesagt, dass es auch nicht mehr werden wird, weil er keine Beziehung will. Nach und nach verlagern sich die Treffen vom Bett in die Außenwelt, die beiden gehen essen, ins Kino, fahren zum Baden, machen einen Kurzurlaub, er überspielt ihr seine Lieblingsmusik, schenkt ihr ein Buch seines Lieblingsautors. Dass er keine Beziehung will, sagt er zwar zwischendurch immer mal wieder, aber sie hält sich an den Ratschlag ihrer Freundinnen, die meinen: »Kein Mann sagt je, dass er eine Beziehung will.« Zwei Monate später trifft sie ihren Partner in einer heftigen Umarmung mit einer anderen Frau überraschend vor seiner Wohnung. Sie ist entsetzt, er erstaunt. Er sagt: »Ich habe dir doch immer gesagt, dass ich nichts Festes will.«

ERSTE ANTWORT:

In der Liebe gibt es völlig unlogische Sprachgebräuche; die Rede von dem engen Kontakt, der doch keine Beziehung sein soll, ist ein verbreitetes Defensivmodell gegen unterstellte Ansprüche an Verbindlichkeit und Dauer. Für manche Menschen, vor allem Männer, sind nur Beziehungen angstfrei, die sie als Nichtbeziehungen deklarieren. Das Beispiel zeigt, wie verwirrend es ist, wenn Zeichen gedeutet werden. Die Frau in diesem Beispiel würde so viel Intimität nur mit jemandem zulassen, an den sie sich gebunden fühlt; der Mann tut es vielleicht nur, weil er zwischendurch Freiheitsfantasien nähren kann. Die beiden sollten sich nicht empören, sondern überlegen, ob sie eine Zukunft haben.

II.

Sie ist gerade über 30 und ausgesprochen hübsch. Leider hat sie aber kein Glück mit ihren Beziehungen, lässt sich stets mit Männern ein, die entweder fest liiert sind oder sich als bindungsunfähige Egoisten erweisen. Bei Männern, die ungebunden sind, hat sie nicht viel mehr Erfolg. Anfangs ist sie sehr verliebt, aber dann hat sie das Gefühl, dass es ihren Partnern gar nicht um sie geht, dass sie nicht bereit sind, auf ihre Bedürfnisse einzugehen, dass es den Männern meistens nur um unverbindlichen Sex geht. Egal, wie sie es anstellt, am Ende bleibt sie als die Verlassene, Verletzte zurück. Dabei wünscht sie sich nichts mehr als eine gute Beziehung. Aber eine Beziehung ist für sie etwas Abstraktes.

ERSTE ANTWORT:

Ein klassischer Fall von Angst vor Nähe. Zwar leidet diese Frau darunter, dass ihre Beziehungen schiefgehen, aber auf einer anderen Ebene ist sie stets die Gewinnerin. Solange die anderen die Fehler machen, ist sie eigentlich perfekt: die Frau, die niemanden betrügt, die nicht selbstsüchtig ist, die leider nur den Richtigen nicht findet. So bleibt sie das Opfer der Umstände. Das entbindet sie davon, einer Beziehung standzuhalten, in der sie abhängig werden könnte, einen Mann deshalb zu lieben, weil er sie liebt, nicht weil er irgendwelchen Ansprüchen an Mr Right genügt. Kann sie mit jemandem eine Zukunft planen, vielleicht sogar eine Familie gründen? Kann sie Ansprüchen genügen, die jemand hat, der ernsthafte Erwartungen an seine Partnerin richtet? So traurig das ist: Für die Frau dieses Beispiels wäre es wohl das größere Risiko, einen Mann zu treffen, der sie gut behandelt.

ZUM VERSTÄNDNIS:

Auf viele Liebende übt gerade die Zurückhaltung einer Partnerin oder eines Partners großen Reiz aus. Wer alles gibt, hat nichts mehr zuzusetzen; wer etwas zurückhält, wirkt reich und geheimnisvoll. Das Zögern, »Ich liebe dich« zu sagen, schützt uns vor Banalität. Je schwerer solche Worte über die Lippen kommen, desto kostbarer sind sie. Werden sie ungesagt am kostbarsten?

Liebende, so sagt die Hoffnung dem Menschen, sind niemals allein. Aber von Ängsten geplagte Personen, welche an eine Liebesbeziehung höchste Erwartungen richten, beschwören herauf, was sie vermeiden wollen.

Ich erinnere mich an eine 38-jährige, schöne und kluge Akademikerin. Während sie mit einem Freund versuchte, ein Kind zu bekommen, antwortete sie auf Heiratsanzeigen und traf mit erbärmlich schlechtem Gewissen heimlich auch andere Männer. Sie fürchtete, nicht schwanger zu werden. Der gegenwärtige Freund würde ihre Kinderlosigkeit nicht ertragen und sich von ihr trennen. Dann hätten sich ihre Chancen, einen Mann kennenzulernen, verschlechtert.

So fühlte sie sich ständig verlassen und wollte sich unbedingt an den *richtigen* Mann binden, dem sie ein Treueversprechen glauben könnte. Leider konnte sie keinem Mann glauben, er würde sie nicht jederzeit für eine andere verlassen.

Paarbeziehungen sind oft überfordert, sobald nicht die Intensität der sexuellen Beziehung zu einer Schwangerschaft führt und *danach* das Kind den Eltern ermöglicht, in die neue Aufgabe hineinzuwachsen. Es soll schon *vorher* bekannt sein, ob der Liebespartner auch ein guter Vater, eine gute Mutter ist.

Besonders verquält sind hier Pädagogen, Psychologen, Ärzte und andere Berufe, die sich über die zahllosen Möglichkeiten kundig gemacht haben, wie Elternschaft scheitern kann. Sie nehmen sich vor, alle Fehler zu vermeiden. Sie wollen die Frage ihrer Elternwürdigkeit klären, ehe sie sich auf das Unternehmen Kind einlassen.

Ein gesundes Baby, wie es mit hoher Wahrscheinlichkeit geboren würde, hat relativ einfache Ansprüche und wächst recht schnell heran. Was aber Erwachsene an Ansprüchen in sich tragen, ist kompliziert und wächst nicht heran. Daher sind die Anforderungen der mit dem Baby identifizierten Sozialberufler an die eigene und die Elternkompetenz des Partners kaum zu befriedigen. Das Paradox geht noch weiter. »Wenn du jetzt, wo wir noch gar kein Kind haben, schon so viel Angst vor dem hast, was da an Forderungen auf dich zukommt – wie willst du es dann jemals schaffen, ein Kind großzuziehen!« Solche Aussagen beachten nicht, dass unsere Angst imaginäre Schwierigkeit sammelt und ins Unlösbare übertreibt, während wir an realen Problemen unsere Fähigkeiten üben und beweisen können.

Stationen der modernen Partnerschaft sind in den meisten Fällen: 1) das Liebesverhältnis in getrennten Wohnungen, 2) der gemeinsame Haushalt, 3) das gemeinsame Kind.

Nicht selten hört der Therapeut, wie Paare die Frühzeit idealisieren, in der Mann oder Frau sich nachts oder in den Morgenstunden auf den Weg machten, um am nächsten Tag in der eigenen Wohnung aufzuwachen. Jeder führte ein Leben, das dem anderen in weiten Bereichen unbekannt war, in das dieser nicht hineinredete und hineinregierte. Wenn ich bei einer Geliebten zu Gast bin, stört es mich wenig, dass das Bad seit Monaten nicht geputzt wurde und in der Küche drei Kartons mit leeren Weinflaschen geduldig darauf warten, dass sie jemand entsorgt. Aber in meinem eigenen Haushalt kann ich ungeputzte Bäder und Unordnung in der Küche nicht ertragen.

Das Zusammenleben gefährdet bei selbstunsicheren Männern wie Frauen die Erotik, weil der Bedarf an Streit, Abgrenzung, liebevollem Umgang mit Unterschieden – ich habe Lust, du magst nicht! – wächst.

Kehren wir zu unserem ersten Fallbeispiel zurück: Äußerlich ist an erotischer Nähe und gemeinsamer Freizeit zwischen den beiden schon sehr viel mehr geschehen als zwischen Romeo und Julia. Aber es darf nicht gelten, es soll gleich wieder vergessen sein, während in Verona noch nach Jahrhunderten Touristenpärchen unter dem berühmten Balkon schmachten.

So schützt sich der Mann des ersten Bespiels vor eigenen Ansprüchen an eine »richtige Beziehung«. Die Frau des zweiten hingegen, die immer an die falschen Männer zu geraten behauptet, führt alle, die ihr teilnehmend zuhören, in die Irre: Denn dort, wo sie einen Mann kennenlernt, der sich ehrlich für sie interessiert und mit ihr ein gemeinsames Leben aufbauen möchte, spürt sie einfach keine Schmetterlinge im Bauch. Sie melden sich erst, wenn sie wieder einmal das Unmögliche begehren und daran scheitern darf. Sie rettet ihr Selbstgefühl um den Preis des Liebesglücks.

In ihrer Inszenierung ist sie Julia, nur den richtigen Romeo findet sie nicht. Sie fürchtet sich nicht vor der Liebe, sie ist bereit zu Hingabe und Treue, aber die Männer …

ZUR THERAPIE:

Angst vor Nähe ist ein heikles Problem. Mir sind Patienten begegnet, die in einer langen Psychoanalyse in diesem Punkt kaum Fortschritte gemacht hatten und am Ende ihre Analytiker zu resignativen Äußerungen bewegten, etwa in dem Sinn, es sei wohl nicht ihr Schicksal, in eine Beziehung zu finden, sie müssten lernen, symptomfrei als Single zu leben.

Ohne dieses Ziel gering zu schätzen, denke ich doch, dass in solchen Fällen die Therapeuten ein Abwehrmanöver nicht durchschaut haben. Etwas vorwitzig frage ich mich, inwieweit zum Tragen kam, dass auch der Beruf des Therapeuten ein Ausdruck von Näheangst sein kann. Er hilft, Abhängigkeit zu vermeiden, indem er Beziehungsbedürfnisse an die Schützlinge delegiert. Auch ein Therapeut hat, dem Mann in unserem Beispiel ähnlich, emotionale Beziehungen, die er versachlichen kann und in denen ihm Rückzugsmöglichkeiten offenstehen.[8]

Angstkranke stellen Therapeuten auf die Probe. Sie versuchen, den Therapeuten zu manipulieren, da sie sich schutzlos und ausgeliefert empfinden. Sie wollen, dass er ihnen ihre Ängste nimmt, während sie passiv bleiben. Erst dann können sie selbst etwas tun. Der Therapeut muss diese Tendenz zum Rückzug und zum Abwarten bekämpfen. Wenn er das tut, bringen ihn die Patienten nicht selten in Konflikt mit seinem Selbstbild als mitfühlender und wohlwollender Helfer.

Der Therapeut erlebt sich als Zumutung, als unfähigen Helfer, dem nichts Besseres einfällt, als verletzte und gequälte Seelen noch mehr zu belasten, wenn er fordert, Beziehungen nicht zu vermeiden und Konflikte durchzustehen. Die Patientin leidet zwar schrecklich unter ihrer Einsamkeit und Kinderlosigkeit, aber sie kann sich doch unter gar keinen Umständen in eine Kontaktbörse im Internet einloggen – um auf solche unmöglichen Ideen zu kommen, braucht sie keinen Therapeuten!

Der unerfahrene Therapeut wird denken, dass sein Einfall in der Tat nicht hilfreich ist. Er wird sich womöglich in Kindheitstraumen vertiefen und die Vermeidungen unangetastet lassen. Nach vier Jahren hat die Kranke immer noch keine Beziehung, beschäftigt sich aber intensiv mit einem vermuteten sexuellen Missbrauch in ihrer Kindheit. Wenn der erst durchgearbeitet ist, wird es mit den Beziehungen schon noch klappen; gegenwärtig ist daran gar nicht zu denken, sie ist mit ihrer Therapie vollauf beschäftigt.

Das ist natürlich eine Karikatur, aber ich habe solche Fälle beobachtet und auf der anderen Seite auch erlebt, wie die Bearbeitung einer Vermeidungshaltung spätestens nach einem Jahr dazu führte, dass bisher für undenkbar gehaltene Kontaktaufnahmen gelingen und eine reale Beziehung die Fantasielieben überflüssig macht, mit denen sich Näheängstliche über ihre Einsamkeit trösten.

Wirksamer und ökonomischer als Einzeltherapie ist die tiefenpsychologisch fundierte oder analytische Gruppentherapie. In solchen Gruppen begegnen die Angstkranken in einem beschützten Rahmen vielfältigen Kontaktangeboten, sie erleben Menschen, die ähnliche Ängste haben, aber auch aggressive Personen, die sie befremden und denen sie ohne den Rahmen der Gruppe sogleich aus dem Weg gehen würden.

Solche Gruppen stärken die Kontaktfähigkeit schlechterdings dadurch, dass die Näheängstlichen mit anderen Menschen viele Stunden in emotionalem Austausch stehen, denen sie auf einer Party oder in einem Zugabteil nach wenigen Minuten aus dem Weg gegangen wären.

Der 33-Jährige kommt nach einer langen Psychoanalyse, die er vor zwei Jahren abgeschlossen hat, auf Empfehlung einer gemeinsamen Bekannten. Er ist deprimiert, kommt beruflich zwar gut zurecht, hatte aber noch nie eine intime Beziehung. Frauen, die ihm gefallen, wagt er nicht anzusprechen; Angebote und Flirts ignoriert er. Es werde schlimmer, je älter er werde – mit dreißig habe er sich gesagt, gleichaltrige Frauen hätten jetzt schon mindestens zehn Jahre Vorsprung, und jetzt könne er das nie mehr aufholen.

In der Behandlung bei einer sehr mütterlichen Analytikerin habe er über seine Kindheit, seine Geschwister und vor allem über die Probleme mit seiner Promotion und der Berufsfindung gesprochen. Über seine Sexualität habe er nie etwas gesagt, und sie habe auch nicht nachgefragt. Es habe ihm gutgetan, sich auszusprechen, und schließlich habe er das Rigorosum bestanden und auch einen Job gefunden. Die Ängste vor Frauen seien eigentlich nie Thema gewesen.

Nach einem Jahr Gruppentherapie, in der der Patient nur einige Male etwas erzählt, aber sehr aufmerksam zugehört hat, berichtet er über seine ersten sexuellen Erfahrungen. Er habe gar keine neue Frau kennengelernt, sondern sich mit einer Nachbarin zusammengefunden, einer alleinerziehenden Mutter, er habe angefangen, ihr etwas von seinen Ängsten zu sagen, sie habe ihm gestanden, sie sei schon lange ein wenig in ihn verliebt, zu zweit seien sie dann über ihre Hemmungen weggekommen. Es sei sehr schön, er könne es aber immer noch nicht so recht glauben. Nach einem weiteren halben Jahr sagte er, er wolle jetzt ohne Therapie weitermachen und sehen, wie gut er zurechtkomme.

Solche Verläufe zeigen, dass es in Liebesbeziehungen den guten Regelkreis geradeso gibt wie den schlechten nach dem Modell des Babys, das in die Brust beißt, welche ihm die Mutter aus eben diesem Grund entzieht. Das Paar kann eine wunderbare Sache sein, um Näheängste und Schüchternheit zu überwinden. Es ist sehr viel wirksamer als jede Psychotherapie. »Ich bin lange bei verschiedenen Therapeuten gewesen«, sagte mir einmal eine Angstkranke. »Aber – nehmen Sie es mir nicht übel – die Wirkung einer Therapie ist lächerlich klein, wenn ich sie mit einer sexuellen Beziehung zu einem Partner vergleiche, dem ich glaube, dass er mich liebt. Es ist nur so, dass ich so jemanden früher gar nicht ausgehalten hätte, da haben Sie mir geholfen, nicht gleich davonzulaufen.«

Wie oft müssen wir uns noch trennen?

Sie sind seit drei Jahren ein Paar. Aber so genau wissen sie das nicht. Kurz nach der ersten Nacht beendet sie die Liaison, weil er noch in einer festen Beziehung ist. Beide finden wieder zusammen. Nach einem halben Jahr verabschiedet er sich aus der Zweisamkeit, weil er das Gefühl hat, sie würde sich zu wenig für die Beziehung engagieren. Als er sich einer anderen Frau zuwendet, kommt sie fast um vor Eifersucht und bittet ihn, zurückzukommen. Er lässt sich darauf ein. Leider fühlt sie sich nun sehr unter Druck, schließlich hat er ja ihretwegen eine Frau verschmäht. Der Partnerschaft fehlt die Lockerheit, sie hat das Gefühl, in Bringschuld zu stehen. Schließlich macht sie Schluss. Sie verlegen sich darauf, einfach Freunde zu sein, doch regelmäßig enden ihre gemeinsamen Unternehmungen im Bett. Nun sind sie wieder zusammen, aber alle Freunde warten nur auf die nächste Trennung. Manche sagen, die beiden sollten einfach weit voneinander wegziehen. Andere finden, dass es doch ein gutes Zeichen ist, wenn zwei Menschen immer wieder zueinanderfinden.

ERSTE ANTWORT:

Das Stachelschwein-Dilemma. Sie können nicht zusammenkommen, und wenn sie auseinander sind, sehnen sie sich nach der Wärme des anderen. Mir gefällt an der Geschichte nicht, dass sich die beiden nicht so nehmen, wie sie sind, sondern immer eine Vision vom anderen haben, die am stärksten ist, wenn dieser nicht da ist. Den beiden steht noch eine Menge Arbeit bevor, wenn sie von einem Muster wegkommen wollen, das sich frei nach Mark Twain beschreiben lässt: Nichts ist leichter, als sich endgültig zu trennen, ich habe es schon zwanzigmal gemacht.

ZUM VERSTÄNDNIS:

Eine Gesellschaft Stachelschweine drängte sich an einem kalten Wintertage recht nah zusammen, um sich durch die gegenseitige Wärme vor dem Erfrieren zu schützen. Jedoch bald empfanden sie die gegenseitigen Stacheln, welches sie dann wieder voneinander entfernte. Wann nun das Bedürfnis der Erwärmung sie wieder näher zusammenbrachte, wiederholte sich jenes zweite Übel, so dass sie zwischen beiden Leiden hin und her geworfen wurden, bis sie eine mäßige Entfernung voneinander herausgefunden hatten, in der sie es am besten aushalten konnten.

Arthur Schopenhauer

Es gibt Paare, die sich in größerem oder kleinerem zeitlichen Abstand mit mehr oder weniger Dramatik trennen und wiederfinden; manche heiraten dann sogar ein zweites, selten auch ein drittes Mal, nachdem sie sich scheiden ließen. Ich lernte einmal ein Paar kennen, das seit vielen Jahren keine Fernreise in einen Urlaub mehr buchte, weil nie klar war, ob sie in einigen Monaten noch zusammen seien.

Wenn ein Partner zu nahe rückt, werden Seiten an ihm deutlich, die mit einem eigenen Anspruch unverträglich sind. *Mir das!* ist die klassische Geste dieses primitiven Narzissmus: Mir, meinem Stolz, meinem Wunsch an ein Mindestmaß an Werterfüllung ist das, ist diese Person doch nicht zuzumuten!

Wenn dann freilich das bedrängte Selbst sich Luft gemacht und die Trennung vollzogen hat, stellt sich heraus, dass die entstandene Leere schlimmer ist als erwartet. Sie entwickelt sich so schmerzlich, so ängstigend, dass die Schattenseiten des Partners, die sich eben noch ganz unerträglich anfühlten, nun auf einmal harmlos wirken, lächerlich, man hat sich etwas eingebildet, in Wahrheit hat man ihn immer geliebt und begehrt und muss ihn nun unbedingt zurückhaben.

Ich lasse jetzt einen Patienten sprechen, der eine solche Trennungs-Annäherungs-Trennungs-Beziehung in einer Therapie bearbeiten will. Ich habe alle Einzelheiten verändert, um eine Identifizierung zu verhindern, und kommentiere den Text in Fußnoten, um das Bild dieses zerrissenen, zwischen Sehnsucht, Wut und Einsicht schwankenden Mannes möglichst greifbar zu machen.

»Ich kann's immer noch nicht fassen, dass ich mich derart getäuscht habe. Obwohl alles dafür spricht, dass sie sich längst an den Nächsten hingegeben hat, kann ich's einfach nicht glauben, will ich die Realität immer wieder ungeschehen machen. Dabei weiß ich längst, dass sie mir nicht die Sicherheit und Geborgenheit geben kann, die ich brauche – umso mehr erhoffe ich sie mir in ihrem Schoßherzen, umso bedrohter ist meine Heimat in ihr, wenn sie sich einem von diesen Wichsern öffnet. Wieso häng' ich derart an dieser Fata Morgana, obwohl doch keine Realität mit ihr ging? Noch dreimal fuhr ich gestern und heute zu ihrer Behausung und hängte meine Zettel an ihre Haustür. Wozu noch! Die Grenze der Scham und der Selbsterniedrigung ist erreicht! Wozu will ich noch dieses Weib, die mir so viel aktive Gewalt entgegensetzt?[9] Vielleicht kann ich einfach nicht annehmen, dass ich sie längst verloren habe? Warum verbeiße ich mich derart in diesem Weib, das sich mir dauernd entzieht? Jetzt habe ich jede Stunde bei ihr angerufen, um zu hören, ob sie schon zu Hause ist. Um 23.30 war sie da, ich legte auf.«

Die hier beschriebenen Gesten – anzurufen und dann aufzulegen, heimlich vor einer Wohnung zu lauern – drücken in Miniszenen die Dynamik solcher von Spaltungen geprägten Beziehungen aus. Ein Kontaktwunsch, um endlich gestillt zu sein, Frieden zu finden, löst fast gleichzeitig Angst und Wut aus, weil zu oft erlebt wurde, dass dieser Friede in dem betreffenden Paar nicht stabilisiert werden kann.

Trennungsimpuls und Verschmelzungssehnsucht wechseln im Minutentakt ab, rauben den Schlaf, führen zu zwanghaften Ritualen. Es gibt Verstrickte – heute werden sie Stalker genannt –, die hundertmal in einer Nacht anrufen. Der Patient, den ich oben beschrieben habe, fuhr nachts mit dem Auto viele hundert Kilometer zum Urlaubsort seiner Exgeliebten. Dort angekommen, fand er nach langer Suche ihre Adresse und sprach fünf Minuten mit ihr. Er erlebte sie enttäuschend kühl und distanziert, denn sie fragte, was sein Besuch solle, er habe sie doch vor einer Woche nie wiedersehen wollen. Dann fuhr er wieder zurück.

Solche Aktionen zeigen die heftige, rational nicht zu bändigende innere Not der betreffenden Personen. Sie sterben fast vor Unglück und Eifersucht, obwohl sie wissen, dass sie die ersehnte Nähe bei ihrem Liebesobjekt nicht finden werden, sobald sie dieses sehen. Nach Beobachtungen in der Paaranalyse handelt es sich hier nur zum Teil um eine individuelle Störung.

ZUR THERAPIE:

Die Therapie der Wechselstrombeziehung gelingt nur, wenn die Partner ihre Impulsivität so weit beherrschen können, dass sie Termine respektieren. Das klingt banal, ist aber schwieriger, als man meinen möchte. Schnell wird der Therapeut in die rasche Abfolge von Idealisierung und Entwertung einbezogen, wird als Parteigänger identifiziert und zusammen mit dem ins Böse gekippten Partner abgelehnt. »Ich geh da nicht mehr hin, der ist doch ganz auf deiner Seite!«

Daher ist es wichtig, anfangs jeden Partner einzeln auf solche Reaktionen vorzubereiten und einen Pakt zu schließen, dass für die begrenzte Zeit der Intervention (in der Regel zehn gemeinsame Sitzungen) die Anwesenheit nicht an das flüchtige Erleben gebunden wird, alles werde gut oder alles sei schlecht.

Wenn das gelingt, ist ein wichtiges Modell gewonnen: Es geht in der Partnerschaft nicht um Leidenschaft, sondern um Verantwortung, um den respektvollen Umgang mit einem anderen Menschen, in dem ein mittlerer Abstand zwischen Allmachts- und Ohnmachtsfantasien hilfreich ist (wie ihn ja auch das Stachelschwein-Gleichnis nahelegt). Eine solche Beziehung wird von den Beteiligten aber oft als kalt, lieblos, berechnend entwertet.

Sie können sich nicht vorstellen, dass leidenschaftliche Gefühle auf der Grundlage von Verlässlichkeit und Respekt für eine andere Person überhaupt möglich sind. Sie überhitzen ihre Liebesvorstellungen, verweigern sich einer Verbindung von Vernunft und Sex, weil sie in ihren kindlichen Gefühlen durch ein kaltes, sadistisches Zerrbild von Rationalität verletzt worden sind. Liebe ist für sie nur dann Liebe, wenn sie jeder Wachsamkeit spottet – in dem Augenblick, in dem sich die Vernunft einschaltet, ist die Liebe verschwunden, wie die Schatten im Zimmer, sobald eine Lampe angeknipst wird.

Das zweite wichtige Thema ist die Projektion von Ansprüchen in den Partner. In ihrem Selbstgefühl verletzte Menschen sind nicht nur, wie wir alle, narzisstisch unersättlich, sondern sie können sich auch nicht damit abfinden, dass wir zwar nie genug, von dem vertrauten Partner aber doch ausreichend viel bekommen, vor allem, wenn wir bereit sind, ihm auch so viel zu geben, dass er etwas hat, was er uns zurückgeben kann.

Die Partner in einer Wechselstrombeziehung erleben sich selbst als chancenlos – sie können nie so viel geben, dass ihr Gegenüber zufrieden ist, nie so viel bekommen, dass sie satt sind. Sie können dieses Dilemma des menschlichen Lebens nicht mit Abstand und schon gar nicht mit Humor sehen.

Wenn die Partner lernen können, sich und ihr Gegenüber in dieser grundsätzlichen Unersättlichkeit anzunehmen, verlieren die Auseinandersetzungen ihre Hassprojektionen. Wir beide wollen alles, wollen mehr, als wir kriegen können, hassen einander, weil es immer zu wenig ist – na und? Ist doch normal, solange wir uns in unseren Entscheidungen davon nicht antasten lassen und versuchen, uns gegenseitig in dieser neuen Haltung zu bestätigen und zu festigen.

Wenn das gelingt, ist ein wichtiger Schritt geleistet. Die Entwertung eines der Partner als Alleinschuldiger an der Misere hört auf. Niemand muss sich mehr in der Weise erziehen lassen, in der Welpen stubenrein gemacht werden. Niemand ist als Einziger gestört, stellt neurotische Forderungen und ist nie zufrieden. Es ist ein menschliches Grundrecht, unzufrieden zu sein – und ebenso ist es ein Grundrecht, einen unzufriedenen Partner mit der Ermahnung zu entlassen, leider könne er im Augenblick nicht mehr bekommen; er müsse jetzt alleine mit seiner Unzufriedenheit klarkommen.

Es ist nicht nur erlaubt, sondern auch hilfreich, in Beziehungen auf jene selbstquälerische Form der Höflichkeit zu verzichten, die manchmal chinesisch genannt wird und darin besteht, bei einem Gang im Regen, wenn der Schirm für zwei zu klein ist, diesen zusammenzuklappen, damit wenigstens beide nass werden.

Brauchen Frauen einen Macho?

Oktoberfest, München. Spätabends in einem Bierzelt. Sie und er, ein Paar, Mitte 20, sitzen an einem der langen Tische. Umgeben von einer italienischen Reisegruppe, die wie alle hier fröhlich besoffen ist. Plötzlich kommen vier höchst unangenehme Typen an den Nebentisch, zwei Meter groß, tätowiert, rasierte Köpfe, setzen sich hin und trommeln mit leeren Bierkrügen auf die Tischplatte und grölen dazu: »Wir sind deutsch, deutsch, deutsch ...« Dann geht alles sehr schnell. Ein Italiener dreht sich zu ihnen um – und hat gleich eine Faust im Gesicht. Bierkrüge fliegen. Und dann gibt es diesen einen Moment: Unser Mann weicht einem Krug aus, duckt sich – und kümmert sich um sich selbst. Und nicht um sie. Er sieht in ihren Augenwinkeln, wie sie das registriert. Dass er sie alleine lässt. Dass er als Beschützer versagt. Es kommt nicht zu einer richtigen Schlägerei, weil ein paar Ordner die vier Typen sehr schnell aus dem Bierzelt werfen. Ein paar Monate später trennen sich die beiden. Aus völlig anderen Gründen, die nichts mit dem Vorfall im Bierzelt zu tun haben. Und doch glaubt er, dass damals, in diesem Augenblick, zwischen ihnen beiden etwas gerissen ist.

ERSTE ANTWORT:

Ein merkwürdiges Bild von Männlichkeit. Will er Supermann sein und vier Schläger mal kurz in die Ecke werfen? Warum redet er nicht mit ihr, über seine Feigheit, wenn er sie schon so empfindet? Leider ein Beispiel verquerer Grandiosität: Er macht das mit sich alleine aus, anstatt der Beziehung eine Chance auf Entwicklung zu geben.

ZUM VERSTÄNDNIS:

Pfaue schlagen Räder – wer das schönste hat, gewinnt. Hirsche tragen stolz ihr Geweih. Damit nicht genug, nutzen sie ihr Männlichkeitssymbol auch, um Gegner aus dem Feld zu schlagen. Die Weibchen sehen zu. Der Sieger erobert sie, die Verlierer gehen leer aus. Dieser Wettstreit ist beim Menschen an einem fiktiven Ort gespeichert, den manche das Reptilienhirn nennen – ein sprachliches Konstrukt, keine neurologische Realität. Hirnforscher wissen, dass unser Nervensystem ganzheitlich arbeitet und nicht plötzlich auf der zerebralen Bühne wie im Kasperltheater das Krokodil auftritt.

Es geht um Fantasien von Männlichkeit und Attraktivität. Diese Fantasien sind aus homo- und heterosexuellen Elementen gemischt. In dem vorliegenden Fall habe ich den Verdacht, dass die wachsende Kraftlosigkeit der Liebesbeziehung mit einer unbewussten und heftig abgewehrten Homosexualität zusammenhängt, die durch diese Szene dem erlebenden Ich gefährlich nahekam.

ZUR THERAPIE:

Die Gewaltbereitschaft von Männern gegen Männer hängt oft damit zusammen, dass die homoerotischen, zärtlichen Orientierungen der Kindheit dämonisiert wurden. Wer sich an eine eigene homoerotische Phase als Basis seiner heterosexuellen Genussfähigkeit erinnern kann, wird nicht nachts auf die Straße gehen, um »Homos zu klatschen«.[10] Wer hingegen befürchtet, dass die eigene Homosexualität in enthemmten Zuständen an die Oberfläche tritt, muss sich umso eher mit Männern prügeln, je weniger nüchtern er ist.

Ein viel zitierter und illustrierter Spruch aus dem alten Rom lautet: »Post coitum est omne animal triste«, nach dem Koitus ist jedes Lebewesen traurig. Dieser Spruch gilt nur im Rahmen einer phallischen Auffassung der Sexualität. Hier wird der Mann, sobald er seinen Abwehrzauber gegen die weibliche Übermacht verliert, von einer Verstimmung befallen, die ihn oft dazu führt, die Partnerin zu entwerten und sich von ihr zu distanzieren.

Genauer wäre: »Post coitum omne animal est pacificum« – nach dem Koitus ist jedes Lebewesen friedlich. Nach dem Orgasmus schwindet die männliche Gewaltbereitschaft für einige Zeit; es gibt Beobachtungen, dass sexuell freizügige Kulturen nicht kriegerisch sind und manche Affengesellschaften (Bonobo) fast alle sozialen Konflikte durch Sexualverkehr entschärfen.

Der Mann kann sich nicht verzeihen, dass er gekniffen hat, und verliert in der Folge das leidenschaftliche Interesse an seiner Freundin. Das Versagen im phallischen Bereich ist ihm wichtiger als die erotische Nähe. Die Kerle, die gegen ihren inneren Schwulenhund ankämpfen, indem sie sich die Köpfe rasieren und ein Bierfest zur nationalen Kampfszene erklären, bewundert er, ohne es sich einzugestehen; in dem inneren Kampf gegen diese Faszination geht ihm der Dialog mit seiner Partnerin verloren.

Das Gelingen einer Therapie hängt in solchen Fällen davon ab, ob wir einen seelischen Raum finden, in dem der unsicher gewordene Mann die entstandene Unsicherheit in sein Männerbild integrieren kann. Therapeutinnen und Therapeuten, die ihr Handwerk verstehen, sind immer auch ein Vorbild darin, wie wir liebevoll mit etwas umgehen können, das ganz anders ist als das eigene Ich.

Der in sich zerrissene Mann muss dazu finden, das Urteil seiner Partnerin ernst zu nehmen. Er wird über den Mann nachdenken, den *sie sich wünscht*. Ist er dem Mann ähnlich, der *er gerne wäre?* Kann er das Urteil seiner Partnerin so ernst nehmen wie das verinnerlichte Klischee über sein Machotum, das die Männerhorde bestimmt? Die therapeutische Strategie wäre, solche Unterschiede der Männerbilder herauszuarbeiten und es den Partnern zu überlassen, die in scharfer Kontur gezeichneten Gegensätze zu versöhnen – durch Humor, durch Erotik, durch Geduld.

Müssen wir uns dem Willen seines Vaters beugen?

Er arbeitet als Unternehmensberater in der Firma seines Vaters. Mit seiner Frau lebt er seit fast zehn Jahren zusammen, sie haben ein Kind. Ihre Wohnung liegt eine Autostunde von der Firma entfernt. Nun verlangt der Vater, dass die junge Familie in die Nähe der Unternehmensberatung zieht, da er sich in absehbarer Zeit aus dem Geschäft zurückziehen und seinen Sohn als Nachfolger aufbauen möchte. Die Schwiegertochter ist dagegen und glaubt, dass die Ortsveränderung für mehr stehen würde als nur für einen Umzug. Sie findet, dass ihr Mann sich seinem Vater gegenüber in zu große Abhängigkeit begibt. Was soll sie tun?

ERSTE ANTWORT:

Das klassische Dilemma der geteilten Solidarität. Ich fürchte, der Sohn neigte in der Vergangenheit dazu, seinem Vater *und* seiner Frau zu vermitteln, dass er ihnen *ganz* gehört. Dann ist es nach zehn Jahren recht schwierig und für alle Beteiligten kränkend, ein Claim aufzuteilen, von dem jede(r) bisher geglaubt hat, es allein zu besitzen. Vielleicht hat seine Frau sogar bisher gehofft, dass ihr Mann sich vom Vater löst. Und der Vater ist überzeugt, das Beste für seinen Sohn zu tun. Ich fürchte, die Frau kommt nicht darum herum, den Umzug zu verweigern. Dann muss sich ihr Mann der Auseinandersetzung stellen, die er bisher vermieden hat. Erst dann wird die Beziehung eine Entwicklungschance haben und die bisher versteckte Rivalität muss sich klären. Anscheinend ist ja die Schwiegertochter bisher in den Erwägungen des Schwiegervaters gar nicht aufgetaucht. Wenn ihr Mann in die Fußstapfen seines Vaters tritt, muss sie sich fragen, ob sie ihn so lieben kann.

ZUM VERSTÄNDNIS:

Eltern wollen das Beste für ihre Kinder. Kinder werden erwachsen. Dann müssen sie eigene Entscheidungen treffen. Nur so können sie die nächste Generation auf ein Leben vorbereiten, das sich ständig verändert. Kinder, die von ihren Eltern abhängig bleiben, sind kein Vorbild für deren Enkel. Selbst zu den Zeiten, in denen ein Sohn das Handwerk des Vaters lernen und später den Betrieb übernehmen sollte, war die Wanderschaft vorgeschrieben, um Erfahrungen mit anderen Meistern zu sammeln. Nur wer einmal unabhängig war, kann ein Erbe antreten, ohne dessen Sklave zu werden.

In dem Beispiel geht es um die Verschärfung von Familienkonflikten durch räumliche Nähe – was umgekehrt ja auch heißt: um die Frage nach den Lösungsmöglichkeiten solcher Konflikte durch räumliche Distanz. Sie wird oft überschätzt. Die modernen Kommunikationsmittel führen dazu, dass elektronische Nabelschnüre schwer auflösbare Bindungen erzeugen. Es kann sogar dazu kommen, dass die am weitesten vom Elternhaus entfernten Kinder den infantilsten Bindungsmodus bewahren. Sie erhalten sich die Fantasiebilder der Eltern länger und werden umgekehrt von den Eltern auch stärker idealisiert als die nahen Kinder, die ihre Distanzbedürfnisse nicht so lange verschleiern können.

Ein Hinweis auf solche Mechanismen sind Anrufe der Eltern, in denen sich diese über die Mängel der zu Hause gebliebenen Geschwister bei den entfernt wohnenden beklagen, oder umgekehrt Kinder, die medizinische Behandlungen, Klinik- oder Heimaufenthalte gebrechlicher Eltern aus der Ferne organisieren, weil sie den Tür an Tür mit den Eltern lebenden Geschwistern solches nicht zutrauen.

Wenn ein Ehemann zehn Jahre lang im Betrieb seines Vaters arbeitet, ist das ein Zeichen dafür, dass beiden der Abstand entweder schwerfällt oder er gar nicht gewünscht wird. Vater-Sohn-Bündnisse, die sich über die Adoleszenz hinweg in einem Familienbetrieb fortsetzen, sind schwierige, aber auch schwer auflösbare Verhältnisse.

Der Sohn findet sich mit den Möglichkeiten ab, die ihm der Vater bietet, weil er das raue Klima in einem fremden

Betrieb fürchtet und vom Vater mit guten Angeboten gelockt wird. Der Vater will das Beste für seinen Sohn, aber unterscheidet nicht zwischen sich und ihm. Der Raum, den er dem Sohn gibt, soll ein vom Vater definiertes, gemeinsames Ego erweitern und dieses nicht in Frage stellen. Insgeheim träumt der Sohn oft davon, was aus ihm hätte werden können, wenn er sich nicht unter das Dach des väterlichen Betriebs begeben hätte. Wenn er diese Träume nun gar seiner vertrauten Partnerin in leuchtenden Farben schildert, muss er sich nicht wundern, wenn sie den »Zugriff« des Vaters auf ihren Mann blockieren möchte.

Der Vater ist überzeugt, wenn er den Erben seines Betriebs einarbeitet, eine absolute Kontinuität herzustellen und einen Stellvertreter zu haben, der unbedingt loyal ist und den Gehorsam des bezahlten Mitarbeiters durch den Eifer des dankbaren Kindes ergänzt. In dem Beispiel fällt es nicht schwer, sich einen alternden Vater vorzustellen, der seine Präsenz im Betrieb reduzieren möchte und daher vom Sohn mehr Anwesenheit erwartet. Ebenso mag der Sohn gute Gründe haben, sich nicht jeden Tag zwei Stunden Fahrt zuzumuten.

Wie können wir verstehen, dass die Ehefrau so wenig bereit ist, ihren Mann von diesen Fahrten zu entlasten? Wenn sie sich in sein Leben einmischt, verletzt sie doch die Regel, dass die Ursprungsfamilie eine Altlast ist, mit der jeder umgehen muss und darf, ohne vom Partner darin behindert zu werden?

Wenn die Ehefrau ein Veto einlegt, muss sie Gründe haben. Vielleicht hatte sie eine Elternbeziehung, in der nichts zu holen war und sie froh sein musste, als erwachsene Frau den Ansprüchen ihrer Eltern zu entkommen. Sie kann sich eine versorgende Elternbeziehung nicht als Freiraum, als Geschenk für ein erwachsenes Kind vorstellen, sondern erlebt diese nur als Bedrückung.

Ombra di noce è ombra di padrone – sono due ombre poco buone sagt ein italienisches Sprichwort. Der Vaterschatten erdrückt wie der Schatten des Nussbaums alles, was unter ihm gedeihen will. Ich vermute nach der Untersuchung solcher Fälle, dass der Sohn seine Partnerin zur Komplizin jener Fantasien gemacht hat, die er sich über ein Leben außerhalb des Vater-Schattens machte. Er hat dem Vater die dankbare Seite gezeigt, und die Affekte, in denen er sich von ihm bevormundet und unterdrückt fühlte, mit seiner Frau geteilt. Daher ist seine Frau gegen die Nähe zum Vater eingenommen und stellt sich vor, dass ihr Mann ohne ihn besser dran ist. Der Sohn hingegen hat dem Vater nie klaren Wein eingeschenkt, hat den Eindruck des pflichtbewussten Kindes, des eifrigen Erben gemacht, so dass dieser sich wenig dabei denkt, Druck zu machen.

ZUR THERAPIE:

In der Behandlung einer solchen Krise geht es zuerst darum, Raum für die Gleichwertigkeit praktischer Argumente und emotionaler Haltungen herzustellen. Solange die Partner versuchen, einander Gefühle auszureden, geht die Auseinandersetzung im Kreis. Erst wenn es möglich wird, sich in die unterschiedlichen Emotionen zu vertiefen und diese nebeneinander bestehen zu lassen, kündigt sich eine tragfähige Entscheidung an.

Wenn mein Partner mir deutlich macht, dass er andere Menschen ebenso wichtig nimmt wie mich, ist das schwer zu ertragen. Das gilt umso mehr, je stärker ausgeprägt unbewusste Ängste vor Entwertung und Ablehnung sind. Wer sich von seinen Eltern nicht angenommen fühlt und die Fantasie niederkämpfen muss, er sei besser nicht geboren worden, ist darauf angewiesen, die wichtigste Person im Leben des Partners zu sein.

Ein solches Liebesmodell trägt die Wucht kindlicher Emotionen ungemildert in sich. Die panische Angst und der jähe Zorn des kleinen Kindes, das alleine nicht überleben kann, wird von Erwachsenen mobilisiert, die keine Minute länger ertragen zu können glauben, dass ihr Liebespartner nicht genau das tut, was in ihrer Sicht bedeutet, dass die Beziehung »stimmt«.

Es ist ein weiter und selten schmerzloser Weg zu einer reiferen Auffassung von Liebe, in der Erwachsene sich in einem Beziehungsnetz bewegen dürfen, das zwischen den Partnern als fest und belastbar erlebt wird, aber andere Kontakte nicht unterbindet. Die Frau in dem Beispiel findet dann den Weg zu einem Mann, der liebenswert bleibt, obwohl er längst nicht so unabhängig von seinem Vater ist, wie er es sie bisher hat glauben lassen. Und der Ehemann erkennt, dass seine Frau sich ihm nicht auf seinem Weg zu einer praktischen und bequemen Lösung in den Weg stellt, sondern ein ernstes Anliegen hat, das zu erfüllen er ihr früher einmal vielleicht sogar versprach, das zu verwirklichen er aber schon lange nicht mehr vorhat.

Wie viel Angst vor der Geburt muss ein Mann ertragen?

Sie erwarten ihr erstes Kind, beide freuen sich sehr darauf, bald eine kleine Familie zu sein. Es gibt nur ein Problem: Für die werdende Mutter ist es ganz klar, dass ihr Mann ihr bei der Geburt die Hand hält. Ihm dagegen wird schon schlecht, wenn er sieht, dass sich seine Liebste in den Finger geschnitten hat. Er traut sich aber nicht, mit ihr darüber zu sprechen. Was soll er tun?

ERSTE ANTWORT:

Blut soll wohlverwahrt im Körperinneren fließen, alles andere alarmiert archaische Ängste. Solange in der Steinzeit die Männer jagten, mussten nicht nur Mädchen, sondern auch Jungen diese Ängste kontrollieren. Heute sind Frauen oft unerschrockener, was den Kontakt mit Blut angeht, als die Helden an ihrer Seite. Zur weiblichen Sexualität gehören schließlich die Monatsblutungen. Den Mann plagt nicht nur seine Angst, sondern auch seine Scham, dass er so ängstlich ist. Diese Scham sollte er nicht vor seiner Frau verstecken, wobei verständlich ist, dass er wenigstens den

Heldenanschein wahren möchte. Ich wünsche ihm, dass er sich dieses Ereignis nicht entgehen lässt; es belehrt nachdrücklicher über die animalischen Wurzeln unserer Existenz als dicke Bücher über Evolutionstheorie. Mag auch der Halt überschätzt werden, den Gebärende an ihrem Partner finden; was zählt, sind der gute Wille und die Bereitschaft, sich von Anfang an als Vater einzubringen.

ZUM VERSTÄNDNIS:

Die Anwesenheit des Partners bei der Geburt ist eine charakteristische Folge der Modernisierung unserer Liebesbeziehungen. In traditionellen Kulturen sind die Bereiche von Frauen und Männern getrennt. Geburt ist Frauensache, Mutter, Schwester, Tante, Hebamme umgeben die Gebärende – Frauen, die das schon einmal durchgemacht haben und daher Halt geben können.

Zu einer modernen Partnerschaft gehört, dass die Liebenden einander die wichtigsten Personen sind, sich in allen Lebenslagen begleiten und unterstützen. Gleichzeitig ist die Mobilität in der Gesellschaft höher, so dass tatsächlich viele junge Familien ihr Kind fernab von allen Angehörigen bekommen. Paare suchen zu zweit die richtige Entbindungsklinik und bauen während der Schwangerschaftsgymnastik und Geburtsvorbereitung (in der spezielle Kursteile auf engagierte Väter warten) ein soziales Netz auf, das sich später in der Kinderbetreuung bewährt.

Diese Neuerungen steigern die Mitverantwortung der Väter und ihre Bindung an das Kind ebenso, wie sie das Paar mit gleichaltrigen Paaren in einer ähnlichen Lebensphase verbinden. Aber Männer und Frauen werden auch mit Anforderungen konfrontiert, geschlechtsspezifische Schamschranken zu ignorieren. Das traditionelle Verbot gegen den Ehemann, seine Frau in den Wehen zu sehen, sollte auch ihr Bild schützen – schön, gepflegt, charmant.

In historischen Filmen – etwa *Vom Winde verweht* – sehen wir den nervösen Vater vor verschlossenen Türen auf- und abgehen. Er stärkt sich mit einem Brandy nach dem anderen und wartet, bis das Wehgeschrei seiner unsichtbaren Frau durch die Stimme des Neugeborenen abgelöst wird. Auch dann dauert es noch eine ganze Weile, bis er sie sehen darf, frisiert, ein wenig geschminkt, das gewaschene Kindchen im Arm.

Diese Bereitschaft, das Frauenschicksal als eine Rolle durchzuhalten, hatte durchaus auch Vorteile. Manchen Männern fällt es schwer, nach der Teilnahme an einer Geburt in eine unbefangene Haltung zur Erotik mit ihrer Partnerin zurückzufinden. Sie können das Bild nicht vergessen. Die Analyse solcher Reaktionen zeigt, dass hier schon vorher Ängste vor dem weiblichen Genitale bestanden, die durch Ekel abgewehrt wurden.

ZUR THERAPIE:

Dem Verständnis einer Liebespartnerschaft als Bündnis gleichberechtiger Individuen widerspricht es, von außen kommende Normen höher zu schätzen als eine gemeinsame Entscheidung, welche die Interessen der Partner so gut als möglich beachtet. Die Frau sollte lernen, ihren persönlichen Wunsch nach der Anwesenheit ihres Mannes von einer allgemeinen Regel zu trennen. Also eher: »Wie wollen wir damit umgehen?« als: »Bei allen meinen Freundinnen war der Ehemann bei der Geburt dabei!« oder: »Heute ist das doch normal!«

Es gibt Schwangere, die lieber ihre Mutter, ihre Schwester, ihre beste Freundin zur Entbindung mitnehmen als den zögernden Vater des Kindes, der behauptet, nicht genau zu wissen, ob er das aushält. Der Therapeut wird das eher positiv beurteilen, weil ein Paar, das Unvollkommenheiten taktvoll überbrückt und anstehende Probleme durch Loslassen des Partners löst, auch mit den Anforderungen nach der Geburt eines Kindes besser umgehen kann.

Familien leben von Kompromissen. Eine gute Tagesmutter ist beispielsweise für Kind und Partnerschaft meist günstiger als zwei ehrgeizige Eltern, von denen keiner beruflich zurückstecken will. In einem von Schichtwechseln überlasteten Kinderversorgungsdienst leidet oft die Liebesbeziehung. Die Fähigkeit, Wünsche nach einer anspruchsvollen Lösung zurückzustellen, fördert die Liebe mehr als ein krisengeschüttelter Perfektionismus.

In dem obigen Beispiel ist die Aufgabe, die Perfektionismus-Falle zu vermeiden, gerecht verteilt. Zuerst sollte der Mann sein eigenes

Bild eines Mannes, der alles schafft, zurechtrücken. Dann muss seine Frau klären, ob sie einen von Ängsten und Ohnmachtsanfällen bedrohten Menschen trotz allem lieber an ihrer Seite hat als alle anderen Personen. Die beiden können das Risiko wagen. Es gibt schließlich wenige Orte, die besser auf eine Ohnmacht vorbereitet sind als Kreißsäle. Oder unsere Frau entscheidet sich vorher, die Ängste ihres Mannes zu respektieren, was aber voraussetzt, dass er diesen Flecken auf seiner Ritterrüstung verkraften kann.

Wenn er etwas an seiner Angst vor Blut verändern will, gibt es zwei gute Wege: die verhaltenstherapeutische Übung und die tiefenpsychologische Aufklärung. Im ersten Fall wird er lernen, sich zu entspannen und dann allmählich immer stärkere Angstreize zu ertragen, bis er schließlich kaltblütig ein Entbindungsvideo verfolgt. Im zweiten Fall wird er herausfinden, welche Fantasien hinter seiner Angst stehen, in welchen Kindheitserlebnissen sie wurzeln und ob er sich entscheiden kann, diesen keine Macht mehr über sein erwachsenes Leben einzuräumen.

Wenn er dann Zeuge der realen Geburt wird, haben er und seine Frau etwas gemeinsam. Beide sind vorbereitet, beide werden vielleicht erleben, dass angesichts eines Elementarereignisses Menschen mitgerissen werden an Orte, wo anzukommen sie niemals erwartet hätten.

Die Schwierigkeit der liebevollen Abgrenzung

Sie studiert Sozialpädagogik, und er ist bei einer großen Bank angestellt. Sie leben in verschiedenen Städten. Da die beiden frisch verliebt sind, sich aber immer nur an den Wochenenden treffen, möchte die junge Frau möglichst jeden Tag ausführlich mit ihrem Liebsten telefonieren, was sie anfangs beide gern stundenlang taten. Doch seit einigen Wochen bemerkt er, dass er weniger Lust hat, den Hörer abzuheben. Er fühlt sich regelrecht verfolgt von der Verpflichtung, ihre Zuneigung entgegenzunehmen und zu erwidern. Kaum kommt er von der Arbeit nach Hause, klingelt das Telefon. Die Anrufe sind ihm lästig. Die Telefonstimme nervt. Er möchte sie aber keinesfalls kränken.

ERSTE ANTWORT:

Verliebte glauben stets, dass sie in *einem* Paradies wohnen, während es in Wahrheit zwei verschiedene Paradiese sind. Jeder ist überzeugt, dass seine Art von Liebe die einzig richtige ist. Wenn es leicht wäre, von diesem Glauben zu lassen, hätten Paartherapeuten wenig zu tun. Die Frau in diesem Beispiel pflegt die Illusion, dass für ihren Liebsten Telefonanrufe so wichtig und willkommen sind wie für sie. Vielleicht erlebt sie unterschwellig schon etwas von seinem Widerstreben, will das aber auf gar keinen Fall wahrhaben, denn das wäre für sie der Anfang vom Ende. Beide fürchten, ihren Traum zu verlieren. Sie reden nicht darüber, aber sie handeln. Sie hält die Kontaktfrequenz, bemüht sich sogar, sie zu steigern, kann es gar nicht erwarten, ihn an den Hörer zu kriegen. Er hingegen spürt immer stärker den Wunsch, die Kontaktfrequenz zu vermindern, und tut sich schwer mit einer liebevollen Abgrenzung – er entwickelt Widerwillen, bevor er ihr in aller Freundschaft sagen kann, dass er weniger Zeit am Telefon verbringen will. Die Frau hingegen tut sich schwer mit der Wahrnehmung von Autonomie und Andersartigkeit. Sie glaubt, was ihr Herzenswunsch ist, muss auch der ihres Liebsten sein. Sie steigert ihr Bemühen, sobald sie bemerkt, dass da etwas anders tönt, als sie möchte.

ZUM VERSTÄNDNIS:

Zu den grundlegenden Persönlichkeitsmerkmalen eines Menschen gehört die so genannte Objektkonstanz.[11] Sie lässt sich am besten in der Fähigkeit von Kindern dokumentieren, sich ohne eine vertraute Bezugsperson neuen Situationen zu stellen. Beispielsweise können die meisten Kinder im Alter von drei bis vier Jahren problemlos in den Kindergarten gehen oder in der Wohnung bleiben und weiterspielen, wenn die Mutter im Büro ist und der Vater kurz einkaufen geht.

Es gibt aber Kinder, die das nicht können und angesichts einer solchen Trennung heftige Ängste entwickeln. Sie wollen die Bezugsperson nicht gehen lassen und klammern sich an sie. Dieses Verhalten lässt sich so erklären, dass diese Kinder nicht zwischen einer vorübergehenden Trennung und einem definitiven Verlust unterscheiden können. Das Bild des Liebesobjekts in ihrem Erleben ist nicht konstant. So kann das Kind den Glauben, geborgen zu sein, nicht während der Zeit am Leben halten, in der sein Liebesobjekt abwesend ist.

Manchmal lässt sich ein Ereignis rekonstruieren, dass die bereits aufgebaute Stabilität des Liebesobjekts auflöst. Wenn ein Kind in Abwesenheit der Eltern einen Unfall hat, in ein Krankenhaus eingeliefert wird und dem traumatischen Erlebnis alleine ausgesetzt war, verliert es oft eine bereits aufgebaute Fähigkeit, Trennungen zu ertragen. Es hängt sich wieder an den Schürzenzipfel und will ihn nicht loslassen, die Eltern dürfen nicht mehr alleine einkaufen gehen, es schläft nicht mehr alleine in seinem Bett.

Das Kind musste Verlassenheitsängste ohne die Anteilnahme der Eltern durchleben. Seine Fähigkeit, Stress alleine zu bewältigen, wurde überlastet und brach zusammen.

Daher tritt jetzt die Angst, verlassen zu werden, wieder viel schneller und heftiger auf. Das Kind kann innere Bilder einer guten Mutter, eines guten Vaters nicht mehr so gut festhalten wie bisher.

Wenn die Eltern liebevoll mit dieser Krise umgehen, wird das Kind sie überwinden und allmählich wieder Trennungen ebenso gut ertragen können wie vor dem Unfall. Wenn die Eltern allerdings Angst durch Angst bekämpfen – etwa indem sie das Kind strafen, wenn es sich an sie klammert, es mit Drohungen oder Schlägen zwingen, so selbstständig zu sein, wie es schon einmal war –, baut sich kein Vertrauen in das Liebesobjekt auf.

Die menschliche Verliebtheit belebt immer auch Elemente der frühen Objektbeziehungen: Die Verliebten können sich nicht voneinander trennen, verfolgen sich überall hin, telefonieren stundenlang, verschlingen sich mit den Augen. Ein nützliches Modell ist hier die Vorstellung, dass in der frühen Objektbeziehung das symbiotische Erleben vorherrscht. Es gibt keine klare Grenze zwischen Ich und Du, zwischen Mann und Frau. Verliebte fühlen sich von ihrem Gegenüber vollständig verstanden, alle positiven Gefühle sind nicht nur intensiv, sondern auch gleich. Die Erotik wird als total erfüllend gespiegelt.

Parallel dazu erwachen aber auch traumatische Erfahrungen und die sie begleitenden Ängste. Als Kinder in ihren Geborgenheitswünschen verletzte Liebende können beispielsweise die Intensität ihrer Verlassenheitsängste in einer sexuellen Beziehung nicht so weit mildern, dass sie erotisch voll erlebnisfähig sind. Sie konzentrieren sich so darauf, das Liebesobjekt nicht zu verlieren, dass sie die körperliche Selbstbezogenheit nicht aufbringen, die für den Liebesgenuss nötig ist. Andere können zwar mit einem Partner oder einer Partnerin sexuell verkehren, geraten dann aber in eine so starke Anspannung, dass sie nachher nicht einschlafen können.

Wenn ein Partner nach dem Liebesakt selig einschlummert, während der andere wach liegt und sich von dem Schlafenden total verlassen fühlt, sind Konflikte programmiert. Je unsicherer ein Verliebter über die Beständigkeit seiner Gefühle ist, desto zwanghafter versucht er, das respiratorische Verhältnis von Nähe und Distanz zu spalten: Nähe ist gut, Abstand ist böse. In einer paradoxen Reaktion muss ein Partner aufgegeben werden, der nicht genau im Takt der eigenen Nähe- und Abstandsbedürfnisse marschiert.

ZUR THERAPIE:

Grundprinzip der Behandlung ist, die *gemeinsame* Angstbewältigung zu entwickeln. Durch ungeeignete Lösungsversuche, etwa den Partner unter Druck zu setzen (»alle meine Freundinnen sagen, dass es nicht normal ist, wenn du neben mir nicht einschlafen kannst!«), wird die Verlassenheitsangst gesteigert und die Angstbewältigung zu einer Aufgabe, die die Partner trennt. Geborgenheitserlebnisse lassen sich aber nicht erzwingen.

Ein erster Schritt ist getan, wenn es gelingt, die unterschiedlichen Vorstellungen von Liebe und ihren Beweisen herauszuarbeiten. Der primitive Narzissmus sagt mir, dass *meine* Art zu lieben die einzig richtige ist. Abweichungen davon sind dann ein Signal dafür, dass der Partner mich *nicht richtig liebt.* In der Folge muss sich mein Partner entweder zur Wehr setzen – dann ist er aggressiv und beweist, dass er mich nicht liebt. Oder er muss sich anpassen. Dann sieht die Beziehung oberflächlich gut aus, aber sie mündet schließlich in jenen Satz, den ein amerikanischer Ehetherapeut als Buchtitel wählte: *Ich dachte, meine Ehe sei gut, bis meine Frau mir sagte, wie sie sich fühlt.*[12]

Indem der Paartherapeut beginnt, sich für diese unterschiedlichen Vorstellungen von Liebe zu interessieren und sie geduldig zu erforschen, wird er ein Modell für den Dialog der Partner. Sie beginnen, sich ebenfalls für solche Differenzen zu interessieren, neugierig auf sie zu werden und sich nicht mehr ausschließlich bedroht zu fühlen, wenn etwas anders ist, als sie es von sich kennen.

Hilfreich in diesem Prozess sind die Fähigkeiten des Paares zu spielen und gemeinsam zu lachen, wenn etwas schiefgeht. Zum Spiel gehört der entlastete Wettbewerb, in dem wirklich (und nicht nur rhetorisch, wie im modernen Sport) die Teilnahme das Ziel ist und nicht der Sieg. Im Psychodrama ist es der Rollentausch, der einer verfahrenen Situation neue Seiten abgewinnt.

In unserem Beispiel will die Frau angesichts des nicht gemeinsam verbrachten Tages am Abend unbedingt telefonieren; der Mann empfindet das als lästige Kontrolle. Wenn er nun jeden Abend selbst anruft, ehe sie überhaupt dazu kommt, das zu tun, kann sie sich viel eher von ihrem Zwang lösen, als wenn sie durch sein Zögern, seinen Mangel an Freude und Herzlichkeit immer wieder verunsichert wird und sich durch den nächsten Anruf vergewissern will.

Ich halte solche spielerischen »Symptomverschreibungen« für anregend, aber sie dürfen nicht überschätzt werden. Wesentlicher ist immer die Haltung des Paares, sich wechselseitig in der Bewältigung von Ängsten und Verunsicherungen über die eigene Liebesfähigkeit zu unterstützen. Jede Technik, jede Sprachregelung, jedes Rollenspiel kann auch missbraucht werden, um primitive narzisstische Ansprüche durchzusetzen und dadurch den Partner in seiner Liebeszuversicht zu schwächen. »Unser Therapeut hat gesagt, wir müssten humorvoller miteinander umgehen – und was tust du!?«

Haben Männer einfach keinen Geschmack?

Sie kommt vom Friseur, wollte sich verändern und hat es getan. Ihre langen blonden Haare sind ab. Sie wollte eine neue Frisur haben, weg von dem Mädchenhaften, pfiffig, gleichzeitig schick und seriös. Als er sie erblickt, erkennt er sie kaum wieder. Die Überraschung ist gelungen, aber das Ergebnis ist nicht Respekt, sondern Streit. »Und?«, fragt sie, »wie ist es?« Er dagegen: »Du siehst zehn Jahre älter aus.« Sie darauf: »Du hast einfach keinen Geschmack und keine Ahnung von Frauen. Alle meine Freundinnen finden das todschick.«

ERSTE ANTWORT:

Viele Männer finden lange Haare erotisch. Schon in der Bibel – siehe die Sage von Samson und Delila – steckt die Lebenskraft im Haar. Eine Frau, die sich ihre Haare abschneiden lässt, weckt in ihrem Partner womöglich Verlust- und Kastrationsängste. Sie sollte das also nicht voreilig tun, wenn sie ihn nicht verstören will. Aber wenn es nun einmal geschehen ist, muss der Mann solidarisch sein und die Lage nicht noch durch Entwertungen verschlechtern.

Eine Frau, die mit einer neuen Frisur nach Hause kommt, sollte behandelt werden wie die Rekonvaleszentin nach einer gefährlichen Operation. Kritik ist zu vermeiden, davon wachsen Haare nicht schneller.

ZUM VERSTÄNDNIS:

Handle with care neben einem aufgedruckten Weinglas ist der internationale Postcode für empfindliche Ware. Ihn sich zu seinem Partner zu denken schadet nicht, aber leider ist die Sache nicht so einfach wie bei einem Paket. Denn neben der pfleglichen Behandlung gibt es andere, ihr oft widersprechende Empfehlungen, beispielsweise jene der offenen Kommunikation, der vertrauensvollen Mitteilung auch jener Dinge, die man anderen Menschen nicht sagt. Verliebte sind sogar überzeugt, sie könnten und müssten sich alles sagen, sowie es ihnen in den Sinn kommt, es sei ein Verrat an ihrer Zuneigung, den (symbiotischen) Partner nicht an dem teilnehmen zu lassen, was sie bewegt.

Das funktioniert nur, wenn dank einer soliden Überschätzung alles verdrängt wird, was den Partner verletzen könnte. In unserem Beispiel ist der von der neuen Frisur schockierte Partner ehrlich, aber nicht einfühlend. Er reagiert selbstbezogen auf eine nicht weniger selbstbezogene Aktivität seiner Partnerin: Sie hatte es nicht für nötig gehalten, ihn in ihre Entscheidung einzubeziehen. Sie war überzeugt, dass sie ohnehin mehr von Frisuren versteht als er und es außerdem ihr eigener Kopf ist, der ihr gehört – alles richtig, nichts davon rücksichtsvoll.

In vielen Kulturen unterscheiden sich verheiratete Frauen von den nicht verheirateten durch die Haartracht. Die unverheirateten Frauen tragen die Haare eher offen, eher zur Schau, während sie die verheirateten Frauen unter einem Hut oder einer Haube verbergen. Auf bayerischen Trachtenumzügen lässt sich beobachten, wie die Jungfern ihr Haar durch ein Krönchen oder einen Blütenkranz betonen. Die Ehefrauen marschieren mit Kopfbedeckung.

In der individualisierten Moderne sind solche Veränderungen an kein Ritual mehr gebunden und spielen doch oft auf frühere Traditionen an. Die Veränderung der Frisur ist auch ein Symbol für einen veränderten Status, für einen Schritt in der Beziehung und im Selbstbezug. Solche Schritte bedeuten etwas. Diese Bedeutung verändert sich noch einmal, wenn sie unternommen werden, ohne sie vorher mit dem Partner abzusprechen.

Gut möglich, dass die Frau in unserem Beispiel ihrem Partner sagen wollte, ich möchte mehr Ernsthaftigkeit, mich sesshaft machen, zusammenziehen, heiraten, ein Kind. Der Mann reagiert erschreckt, er möchte noch eine Weile am studentischen Leben festhalten, obwohl auch er längst sein Examen hat. Sie hat ihn nicht gefragt, weil sie ihn auf die Probe stellen wollte. Und er hat die Probe nicht bestanden. Ihre Antworten können in zwei Richtungen gehen: *Ich suche mir einen Mann, dem meine neue Frisur gefällt!* Oder aber: *Mach dir keine Sorgen, die Haare wachsen ja wieder, und das nächste Mal besprechen wir so etwas vorher.*

Kompliziert, wie Menschen nun einmal sind, ist es sogar am wahrscheinlichsten, dass sich in ihrem Gefühlsleben beide Bestandteile mischen. Frisur, Kleider, die Wahl der Wohnung oder der Automarke sind alles Symbole über den Zustand einer Beziehung. Vieldeutig oszillieren sie zwischen belanglos und Waage-Zünglein, harmloser Markierung am Weg und durch Schießbefehl bewachter Grenze. Es geht um eine zentrale Frage der Partnerschaft, um die wertende Einmischung in den Seelenhaushalt des anderen, um den Gegensatz von Hingabe und Autonomie.

ZUR THERAPIE:

Es gibt Paare, in denen jeder den eigenen Kleiderschrank selbst verwaltet, und andere, in denen der Mann weder Hemd noch Unterhose finden würde, weil ihm diese seit vielen Jahren von seiner Partnerin morgens hingelegt werden. Solange beide damit zufrieden sind, besteht kein Veränderungsbedarf. Von einem Liebespartner zu erwarten, dass er meine selbst gewählte Frisur respektiert, ist ebenso in Ordnung wie die Bereitschaft, niemals die Haare anders zu tragen, als er es wünscht.

In einer Paartherapie spielen solche Probleme erst dann eine Rolle, wenn sie mit Machtfragen verknüpft werden und die Situation eskaliert – wenn beispielsweise die Frau über die Entwertung ihrer neuen Frisur so verstört ist, dass sie die Lust an der Erotik verliert, oder aber der Mann sie für ihre Eigenmächtigkeit durch Rückzug straft, *mit dir kann ich mich ja nicht mehr sehen lassen!*

In solchen Fällen lohnt es sich, mit dem Paar über seine Arbeitspsychologie zu diskutieren. Es ist schon lange bekannt, dass Schüler besser lernen und Mitarbeiter sich leichter führen lassen, wenn sie sich mit Wohlwollen behandelt und in ihrem Wert anerkannt fühlen. Das bedeutet auch, dass Kritik stets überlegt vorgebracht und in einen Kontext von Wertschätzung eingebettet wird. Das ist nicht besonders schwierig – angesichts der neuen Frisur würde es etwa so lauten: *Du siehst toll aus, aber ich fand die langen Haare auch sehr schön und muss mich jetzt erst daran gewöhnen!*

Da die Liebesbeziehung auch der Ort ist, an dem wir uns gehen lassen und wieder ganz Trieb, ganz Kind sein dürfen, halten viele Paare eine solche Politik für kalt und distanziert – in der Liebe möchte man doch nicht berechnend sein, nicht nachdenken müssen!

Der auf solche Einwände vorbereitete Therapeut wird sich dadurch nicht erschüttern lassen. In der Liebe wie in der Kunst geht es nicht um Regression schlechthin, sondern um *Regression im Dienst des Ich.* Mit Regression ist die Rückkehr zu der kreativen, spielerischen Haltung des Kindes gemeint, das zwischen Fantasie und Wirklichkeit so wenig exakte Grenzen zieht wie zwischen Gefühl und Berechnung, zwischen Selbstbezogenheit und Liebe. Ohne Regression ist die Liebe leer, und die Kunst wird zur Reproduktion; nur von Regression erfüllt, wird die Liebe launisch, und die Kunst erstickt unter Projekten.

Wichtig ist hier zu erkennen, dass die liebesfreundliche Vernunft eine andere, weitherzigere ist als die engherzige Zweckrationalität, welche den Raubtier-Kapitalismus bestimmt. Diese Zweckrationalität ist es, die den Unternehmensberater zu der Empfehlung veranlasst, verdiente Mitarbeiter an die Luft zu setzen, weil sie zu teuer geworden sind. Ihr Werk sind zersiedelte Landschaften oder in Kloaken verwandelte Flüsse, weil auf solchen Wegen schnelle Profite möglich sind.

Emotionen, Traditionen, gewachsene Zusammenhänge müssen sich dem Diktat der Profitmaximierung unterwerfen. Die menschliche Vernunft hingegen gebietet, möglichst viel von den unterschiedlichen Reichtümern unserer Beziehungswelt und unserer kulturellen Traditionen in jedem Menschen wahrzunehmen und sie zu etwas Gemeinsamem zu verbinden.

Die gemeinsame Wohnung

Sie sind endlich zusammengezogen. Dazu haben sie ihre Haushalte zusammengelegt. Er hat in seinem Junggesellen-Leben auf seine Einrichtung nicht sehr viel Wert gelegt. Deswegen ist sein Mobiliar etwas ramschig. Außerdem hat sie mehr Geschmack, wie sie selbst immer wieder feststellt. Bei der Einrichtung übernimmt sie das Kommando. Dies führt dazu, dass die gemeinsame Wohnung voll mit ihren Möbeln ist, während seine Ausstattung im Keller oder sogar auf dem Wertstoffhof landet. »Du hast ja mein Vorleben entsorgt!«, stellt er betreten fest. »Entschuldige mal, du wirst ja nicht verlangen, dass ich mit dir zwischen Sperrmüll lebe«, hält sie dagegen. »Du kannst froh sein, dass du nicht mehr in einem Schrotthaufen leben musst.« Sechs Monate später zieht er aus.

ERSTE ANTWORT:

Menschen hängen an ihrem vertrauten Gehäuse meist mehr, als sie es selbst wissen. Dieses Paar erlag der Versuchung, die Konfliktpotenziale zu verleugnen, die in einer Zusammenführung unterschiedlicher Welten stecken. Zusammenziehen ist nicht nur romantisches Teilen von Tisch und Bett, es ist auch ein Kräftemessen. Mein Vorschlag: Behandeln Sie Ihren Partner wie einen Gegner, der versucht, in Ihr Territorium einzudringen. Kämpfen Sie um Ihre Grenzen, sobald er Ihnen Ihre Vorstellungen vom Leben und Wohnen wegmissionieren will. Liebende müssen lernen, Stil und Schrullen des anderen zu respektieren. Jeder soll seinen eigenen Raum nach seinem (Nicht-)Geschmack füllen. Nur über die gemeinsamen Räume wird dann zusammen entschieden – und notfalls eine gedachte Linie durchs Wohnzimmer gezogen – links hängen meine Bilder, rechts die deinen! Sonst führt der im Territorialkampf Unterlegene einen Guerillakrieg.

ZUM VERSTÄNDNIS:

Nicht selten hört der Therapeut, wie Paare die Frühzeit idealisieren, in der sie sich noch besuchen mussten – und konnten. Damals war die Liebesbeziehung, wie es jüngst eine Frau aus den Trümmern ihrer Ehe heraus sagte, »noch schmetterlingshaft«. Solange Mann oder Frau sich zu gemeinsamen Wochenenden in Mein- oder Deinstadt verabreden mussten, solange es galt, sich nachts oder in den Morgenstunden auf den Weg zu machen, um am nächsten Tag in der eigenen Wohnung aufzuwachen, war die Erotik trotz der erschöpfenden Fahrten häufiger und der Streit seltener.

Jeder Mensch entwickelt während des Heranwachsens seine eigenen Vorstellungen von Schönheit, Ordnung, Gemütlichkeit – seinen eigenen Kosmos. Solange wir diesen Kosmos selbst bestimmen, bemerken wir gar nicht, wie viel er uns bedeutet und wie viel innere Unruhe entsteht, wenn unser Kosmos verletzt wird.

Sind es zwei Menschen, denen der Zustand ihrer Wohnung sehr wichtig ist und die an ihren Möbeln hängen, dann werden sie sich gründlich auf diesen Schritt vorbereiten und schon früh darüber diskutieren, welches Zimmer wie eingerichtet wird. Schwierig wird es aber, wenn ein Partner noch im Stadium des Jägers und Sammlers lebt. Auf dieser Kulturstufe wird nicht der Lagerplatz sauber gehalten, sondern das Lager gewechselt, wenn es dort ungemütlich wird, weil Abfall und Geruchsbelästigung überhandnehmen. Kinder sind diesem Stadium oft noch recht nahe. Wenn die Eltern keine Grenzen setzen, fühlen sie sich irgendwann in einem vermüllten Kinderzimmer nicht mehr wohl und versuchen, ihr Lager in das Wohnzimmer zu verlegen, weil dort mehr Platz ist.

Wenn das Paar zusammenzieht, wird ein Partner, der noch in diesem Stadium lebte, im Hotel Mama oder in einer WG auf einer Matratze zwischen Regalen vom Sperrmüll, sich nicht für seinen Raum interessieren und keine Einwände machen, wenn der an einem geordneten Haushalt interessierte Partner die Wohnung einrichtet. Im Gegenzug erwartet er oder sie aber auch, dass niemand Einwände macht, wenn der Beginn eines gemütlichen Feierabends so aussieht, dass sich eine Spur abgelegter oder fallen gelassener Einkäufe, Akten, Klamotten, Schuhe und Socken durch die Räume zieht. Ihn würden solche Spuren nicht stören, warum auch – wie unrecht von dem Ordnungsfanatiker, deshalb eine Szene zu machen!

Es ist kein Zufall, dass sich in diesen Auseinandersetzungen immer die Vorstellungen von Ordnung, Raum und Ruhegefühl mischen. Jeder Mensch hat eine Komponente in seinem Erleben, die ich »autistisch« nenne, der ironischen Tradition der Psychoanalyse getreu, in der schon immer krankhafte Störungen benutzt werden, um – ähnlich dem Resonanzboden des Musikinstruments – Tendenzen des normalen Erlebens zu verdeutlichen. Autistische Kinder sind dadurch charakterisiert, dass sie in Panik oder heftigste Wut geraten können, wenn sich nur eine winzige Kleinigkeit in ihrer gewohnten Umgebung verändert.

Ich kann mich noch gut an einen eigenen Anfall autistischer Angst und Aggression erinnern, als ich einmal erschöpft von einer langen Autofahrt in die Wohnung kam, die ich mit meiner Frau teile. Diese hatte eine Verwandte beauftragt, während unserer Abwesenheit Fenster und Türen zu streichen. Sie hatte auch zugesichert, dass diese Arbeit abgeschlossen sei, ehe wir aus dem Urlaub zurückkämen.

Als ich statt der vertrauten Wohnung eine Baustelle vorfand, in die Straßenlärm tönte und kaum ein Schritt wegen der überall aufgebockten Fenster möglich war, geriet ich in einen Zustand heftiger Verstörung, der mir nicht dem Anlass angemessen schien. Es war ein Gemisch aus Panik und Wut. Ich hätte die Malerin anschreien können und quälte meine Frau mit Vorwürfen, dass sie eine derart unzuverlässige Person beauftragt habe, da hätte ich doch lieber noch zehn Jahre die vergilbten Anstriche ertragen. Ich beruhigte mich erst, als ich Fenster und Türen wieder eingehängt und mein Arbeitszimmer »so wie immer« gemacht hatte.

ZUR THERAPIE:

Solange es eine traditionelle Ordnung der Geschlechterrollen gab, waren viele Raumfragen von Anfang an geregelt. In Küche, Schlafkammer, Hühnerstall und Garten herrschte die Bäuerin, im Viehstall, Scheune und Feld der Bauer. In der individualisierten Moderne träumen verliebte Paare vom gemeinsamen Raum. Sie entwerfen Häuser, in denen alles offen ist, und halten es für lieblos, eine Tür zu schließen, ein Zimmer nur für sich zu beanspruchen.

Ich erinnere mich an die Behandlung einer Frau, die nach ihrer Promotion in Germanistik und einer kurzen Karriere an der Universität einen Unternehmer geheiratet hatte. Jetzt lebte sie mit drei Kindern in einem Haus, das sie selbst für die Familie entworfen hatte. Sie litt unter Depressionen, fühlte sich gleichzeitig über- und unterfordert.

Als wir untersuchten, warum sie sich in ihrem Haus unwohl fühle, stellte sich heraus, dass sie dort keinen eigenen Raum hatte. Ihr

Mann war den ganzen Tag im Betrieb. Aber er hatte zu Hause ein schönes Arbeitszimmer. Jedes Kind hatte seinen Raum; Küche und Wohnzimmer gehörten allen, im Schlafzimmer dominierte die Plattensammlung ihres Partners.

Einmal berichtete eine Ehefrau in einer Therapiegruppe für Paare, wie sie während eines Umzugs weinend zusammengebrochen war, weil sie sich völlig überlastet fühlte. Sie wollte Küche, Wohnzimmer und Kinderzimmer gleichzeitig einrichten. Ihr Partner ordnete indes die Bücher in seinem Arbeitszimmer und schloss seinen Computer an.

Erst jüngst hat mir eine Patientin erzählt, wie sie zum ersten Mal einen Mann in seiner Wohnung besucht habe, den sie im Internet kennengelernt hatte. Ihn hatte seine Frau vor vier Jahren verlassen. Er lebte seither in einer fast leeren Wohnung, nächtigte im früheren Schlafzimmer auf einer Matratze und hatte nur sein Arbeitszimmer eingerichtet. Er verstand nicht ganz, warum sie erschrak, als er sie fragte, ob sie nicht einziehen wolle, es sei schließlich Platz genug da.

In der Paartherapie geht es darum, Unterschiede ernst zu nehmen. Das klingt banal, aber die Praxis zeigt, dass beide Partner oft mächtige, nicht eingestandene Illusionen haben, wer mit ihnen lebe, werde auch sein wie sie, werde ihren Kosmos festigen und nicht verändern. Es bleibt in diesen Fantasien immer *ein* Kosmos, es sind nicht *zwei,* die sich durchdringen, mischen und nur in Teilen zu einem gemeinsamen werden.

Besonders gefährlich für beide Partner sind Entwicklungen, die sich als gekreuzte Harmonie beschreiben lassen. In den trivialen Liebeslehren, die sich nach Niklas Luhmanns Studie über *Liebe als Pas-*

sion seit dem 18. Jahrhundert nachweisen lassen, wird die absolute Nachgiebigkeit und Uneigennützigkeit eines Liebenden gepriesen, der Wünsche erfüllt, ohne dass diese geäußert werden müssen. Das ist ein ritualisierter Stil der Kränkungsvermeidung, eine Geste, die bis heute in Paarbeziehungen auffällt. Paartherapeuten erzählen gerne die Geschichte von den zwei Hälften der Semmel, um sie ad absurdum zu führen.

Nach zwanzig Ehejahren eines Paares kommt eine Nichte zu Besuch. Beim Frühstück sagt sie munter, dass sie lieber die obere Semmelhälfte isst, die sei knuspriger. »Ich bevorzuge die untere«, sagt der Ehemann, »die lässt sich besser streichen!« »Und warum schneidest du seit Jahr und Tag die Semmel durch und gibst mir die untere Hälfte, wo ich doch lieber die obere essen würde?«, sagt die Ehefrau. »Weil ich dachte, dass dir die untere besser schmeckt, wie mir auch!« »Und ich habe immer geglaubt, ich tue meinem egoistischen Mann den Gefallen, ihm die Hälfte zu lassen, die ich lieber essen würde!«

Wer vorausschauend Wünsche errät, erspart dem Partner, diese zu äußern und sich damit in seiner Bedürftigkeit und Abhängigkeit zu entblößen. Wer etwas braucht, ist verwundbar, kann sich beschämt fühlen; wer beschämt ist, kann trotzig reagieren oder Rachefantasien entwickeln. Das liegt daran, dass im Augenblick der Äußerung eines Bedürfnisses die menschliche Fantasie der Angst nicht mehr ausweichen kann, eine Erwartung könnte enttäuscht, Aggression geweckt werden.

Für einen Menschen mit normaler Angstbereitschaft und Kränkungsverarbeitung bedeutet das nicht viel. Na, wenn schon. Ich habe es probiert, es hat nicht geklappt, nächster Versuch. Wer aber in seinen Bedürfnissen nach Liebe und Aufmerksamkeit heftig verletzt wurde, trägt in seinem Nervensystem den Symbiosekomplex, d. h. das Streben, dass ihm solche Gefahren möglichst erspart bleiben, weil jede Ablehnung eines Wunsches, jede Enttäuschung einer Erwartung eine latente Bereitschaft zur ängstlichen Erregung aktiviert, die das Ich mit Flucht- und Kampfimpulsen überschwemmt.

Die Semmel-Geschichte wirkt lächerlich. Da war ein Liebespaar doch tatsächlich so dumm, jahrelang eigene Bedürfnisse zu opfern, um eine erträumte Harmonie zu gewährleisten. Wer aber ein wenig Erfahrung mit den Tragödien der Liebe sammeln kann, dem kommt die Sache nicht mehr so einfach vor. Gerade bei Paarbeziehungen, in denen irgendwann einmal ein Partner zusammenbricht und mit einer akuten Psychose in eine Klinik gebracht wird, hören wir oft, dass vorher alles geradezu unglaublich harmonisch zugegangen ist – nicht, weil es keine Gegensätze gab, sondern weil der jetzt »verrückt« gewordene Partner seit Jahren höchst aktiv und ohne jede Wahrnehmung eines eigenen Konflikts versucht hat, über sich selbst hinwegzugehen und nur das zu fühlen, zu tun, zu ordnen, was der Partner brauchte.

Diesem Partner wäre womöglich ein gelegentlich widerspenstiges und unvollkommenes, aber seelisch stabiles Gegenüber erheblich lieber als ein überoptimales, das periodisch zusammenbricht. In der Paartherapie geht es dann darum, eine solche Entwicklung einzuleiten. Dann wird sich klären, ob sich das Paar seine Konflikte eingestehen und an ihnen reifen kann.

Was tun mit einem Helfersyndrom?

Ihre Beziehung dauert zwei Jahre. Sie streiten sich oft. Schließlich hat er eine kurze Affäre; beide einigen sich, dass es so nicht weitergehen kann, und trennen sich vorübergehend. Aber nach einigen Wochen vermisst er sie doch und schickt eine SMS, dass sie ihm fehlt. Ihr geht es ähnlich. Er behauptet bei ihrem ersten Treffen, er habe ein Helfersyndrom und wolle in Therapie gehen, um sich endlich selbst zu erkennen und mit sich und seinem Leben wirklich etwas anfangen zu können. Er wisse nicht, ob er sie liebe, ob er sie jemals geliebt habe. Er will jetzt erst einmal sich selbst finden. Er will keine Beziehung mehr, schläft aber wieder mit ihr. Sie grübelt viel. Kann es sein, dass dieser Mann wirklich nicht weiß, was er will? Wie kann sie ihm helfen, sich darüber klar zu werden, obwohl sie doch keine Therapeutin ist?

ERSTE ANTWORT:

Psychologische Begriffe haben in einem Liebesdialog nichts zu suchen. Sie gehören in eine professionelle Situation. Selbstdiagnosen und psychologische Deutungen verraten weniger über die Liebenden als über Versuche, mit dem gesammelten Wissen den Partner zu beeinflussen. In der verfahrenen Situation des Paares scheint das Helfersyndrom für eine Hoffnung zu stehen, man könne einen erwachsenen Menschen verwandeln. Dann hätte auch die Prinzessin im Märchen ein Helfersyndrom, da sie durch den Wurf an die Wand dem Prinzen dazu verhilft, seine wahre Gestalt zurückzugewinnen. Ankündigungen, man werde sich in einer Therapie verändern und wolle vorläufig unverbindlich bleiben, vernebeln die Realität. Therapie macht aus Fröschen keine Prinzen. Wer sich entwickeln will, *macht* eine Therapie und redet nicht darüber; wer andere manipulieren will, *redet* über seine (geplante) Therapie, um sich ein besseres Biotop zu schaffen.

ZUM VERSTÄNDNIS:

Beziehungen, in denen viel gestritten wird und die Spannungen durch wachsende Vertrautheit über Monate hin eher zunehmen, sprechen für gespaltene Gefühle und ein Kippen von Idealisierung in Entwertung. Der Mann in unserem Beispiel liebt seine Partnerin nicht so, wie sie ist, er liebt seine Fantasie einer Frau und hofft, dass er ihr helfen kann, diese zu werden. Umgekehrt sieht auch sie nicht seine Unsicherheit und seine Angst vor Nähe realistisch, sondern hofft, dass er endlich der Mann wird, der ganz zu ihr steht. Da sie sich nicht wunschgemäß verändert, sondern sein Schwanken kritisiert, kommt es zum Streit. Der Mann hoffte, dass eine andere Frau seine Träume eher erfüllt. Er trifft aber auf eine, die noch weniger seiner Traumfrau gleicht. Nun möchte er wieder zu der ersten zurück – zumindest was die Erotik angeht.

Das Schwanken zwischen einer Idealisierung des Liebespartners und seiner Entwertung hängt ebenso wie das Helfersyndrom mit ausgeprägten narzisstischen Ängsten zusammen. Davon betroffene, als Kinder verunsicherte Personen suchen Halt an Idealen. Die Realität ist ihnen nicht gut genug. Sie kann sie nicht aus ihren chronischen Gefühlen von Wertlosigkeit und Einsamkeit erlösen. Sie müssen etwas Besonderes leisten oder von einem ganz besonderen Menschen geliebt werden.

Ein Problem bei Selbst-Diagnosen des Helfersyndroms liegt darin, dass es für ein geschwächtes Selbstgefühl verführerisch ist, eigene Versagenserlebnisse zu rechtfertigen und sie sozusagen auf ein Zuviel an guten Absichten zurückzuführen. Ein Beispiel dafür ist der wegen mehrfachen Betrugs verurteilte Politiker, der ein Helfersyndrom als Begründung angibt, weil er Spendengelder veruntreut hatte – er wollte damit seinen maroden Betrieb sanieren und so seinen Angestellten den Arbeitsplatz sichern.

Einen solchen Verdacht weckt auch der Mann in diesem Beispiel: Statt sich und seiner Partnerin einzugestehen, dass er sie periodisch stehen lässt und immer auf der Suche nach einer ihn mehr bestätigenden Partnerin ist, betont er sein Übermaß an Helfen-Wollen. Auch die in solchem Zusammenhang vorgetragene Therapieabsicht ist skeptisch zu beurteilen. Will er sich wirklich ändern? Will er das Projekt, irgendwann ganz anders zu sein, zu eben dem Zweck verwenden, zu dem in der Fabel der Reiter dem Pferd die Karotte an einer Stange vorhält?

ZUR THERAPIE:

Zu Beginn einer Paartherapie wird der Mann wahrscheinlich versuchen, den Therapeuten durch den Eifer auf seine Seite zu ziehen, mit dem er psychologische Begriffe verwendet und bereit ist, sich selbst, aber auch seine Partnerin mit Deutungen zu traktieren. Es würde dem Zweck des gemeinsamen Unternehmens schlecht dienen, ihn brüsk auf diese Form eines Widerstandes gegen Veränderung hinzuweisen.

Hilfreich ist hier der Humor – begonnen etwa mit der Frage, ob unser Mann den Eindruck habe, dass die in seinem Bekanntenkreis auffindbaren Psychologen weniger Beziehungsprobleme hätten als etwa die Informatiker? Vielleicht kann er sich dann mit dem Gedanken befreunden, dass seine (Selbst-)Diagnosen eine eher abwehrende, auf jeden Fall aber voreilige Qualität haben. Sie erschweren Entwicklungen, indem sie vorgeben, man sei bereits angekommen.

Das eigentliche Entwicklungshemmnis bei solchen Paaren liegt darin, dass sie wechselseitig das Problem verstärken, unter dem sie gemeinsam leiden: die narzisstische Angst, als Mann oder als Frau nicht gut genug zu sein und daher erst Ruhe finden zu dürfen, wenn entweder das eigene Ich als perfekt erlebt werden kann oder der Partner.

Diese unbewusste Strategie gegenseitiger Verunsicherung und Angstmacherei sollte in eine Haltung verwandelt werden, in der die Partner einander von Ängsten und Unsicherheiten *entlasten.* Dieses Prinzip kleide ich gerne – meiner bäuerlichen Abkunft getreu – in die Metapher, dass eine gut gefütterte Kuh mehr Milch gibt als zwei schlecht genährte. Wenn es erst einmal verstanden ist (hier spielt die Intelligenz der Beteiligten ebenso eine Rolle wie ihre Fähigkeit, Aggressionen zu neutralisieren), kann sich das Klima in der Beziehung ähnlich schnell verändern wie in einem Betrieb, in dem die Vorgesetzten nach einem Managementkurs beginnen, mehr durch Anerkennung zu führen als durch Kritik.

In diesem Zusammenhang lässt sich auch die Einsicht vertiefen, dass Selbst- und Fremddiagnosen wie *Helfersyndrom* das Selbstgefühl schwächen können. Sie haben daher nur in einem professionellen Zusammenhang etwas zu suchen. Wenn ich mich oder meinen Partner mit Diagnosen belege, beweise ich mir Unvollkommenheit und (noch) mangelnde Eignung, im gegenwärtigen Zustand der Beziehung zufrieden und glücklich zu sein. Vom Versprechen auf eine bessere Zukunft kann die Liebe nur im Märchen leben.

Paare, die sich immer wieder verabreden, zusammen etwas unternehmen, unter sorgsamer Verhütung sexuelle Kontakte pflegen, gleichzeitig aber behaupten, sie hätten keine Beziehung, sind eine Erfindung der Postmoderne. Wenn sich beide Partner über diese

Situation einig sind, besteht kein Therapiebedarf. Anders ist das, wenn ein Teil eine feste Beziehung wünscht und der andere widerstrebt. Dann wird der Therapeut zum Zünglein an der Waage. Er soll den Ausschlag geben, dass entweder eine *richtige Beziehung* entsteht oder sich die Partner über deren Unmöglichkeit einigen.

Ähnlich dem frommen Sprichwort, dass Gott auch auf krummen Zeilen gerade schreiben kann, könnten wir festhalten, dass die Liebe auch in Nichtbeziehungen gedeiht. Es ist oft hilfreich herauszufinden, was denn so bedrohlich und einengend an einer *richtigen Beziehung* ist; dahinter steckt beispielsweise die Furcht, vom Partner entwertet zu werden, wenn man ihm nicht alles recht macht. Liebe hieße dann, gefressen zu werden; der durch den ständigen Rückzug gierig und vorwurfsvoll gewordene Partner kann nur durch eben jenen Rückzug vermeintlich in Schach gehalten werden.

Auch hier lassen sich verblüffende Veränderungen erreichen, wenn ein Partner erkennt, wie klug es ist, einem Verfolger entgegenzukommen. Statt endloser Vorwürfe und Szenen, weshalb man nicht angerufen, die *E-Mail* nicht erwidert habe, statt der Gegenreden, man fühle sich kontrolliert und zum Kind gemacht, fängt ein so zur Einsicht gekommener Rückzügler an anzurufen, bevor er selbst angerufen wird. Er kommt ein wenig zu früh zu den Verabredungen, auf denen er sich bisher immer verspätet hat, er plant während des gegenwärtigen Wochenendes das nächste, während er früher geklagt hat, ihm vergehe jede Freude, sobald er sich festgelegt fühle.

Nachwort

Mein erster Versuch, ein Konzept der Paartherapie zu formulieren, reicht in das Jahr 1980 zurück: *Alles oder nichts. Über die Destruktivität von Idealen.* Bis heute arbeite ich mit den dort entwickelten Modellen über den in der Verliebtheit geschaffenen, idealen Partner, der nach dem Untergang der Idealisierung entwertet wird. Sie entsprangen einer Synthese aus der Arbeit von Sigmund Freud und Heinz Kohut, genauer aus Freuds Vorstellungen über die Differenzierung von Es und Über-Ich (*Aus Es soll Ich werden*) und aus Kohuts Entwürfen des primitiven Narzissmus, der narzisstischen Wut und der Reifung des Selbst.

Später sind andere Modelle hinzugekommen: die Gedanken Melanie Kleins von einer depressiven Position als Gegenbild der Spaltung und der paranoiden Verarbeitungsweise sowie ihre von Karl Kernberg weiterentwickelten Vorstellungen von Objektbeziehungen und Objektkonstanz.

In jüngster Zeit ist mir auch das Modell der Mentalisierung von Peter Fonagy wichtig geworden. Fonagy formuliert frisch und anschaulich, was den Paartherapeuten immer wieder beschäftigt: Wie kann er erreichen, dass Partner einander im Augenblick der Enttäuschung nicht *verwerfen,* sondern *erkennen?* Wie kann er den missionarischen Impuls, einen Partner um jeden Preis zu verändern, in den anthropologischen verwandeln, ihn in seiner Andersartigkeit zu verstehen?

Fonagy hat, nach seiner mentalisierungsgestützten Psychotherapie und ihren Besonderheiten befragt, auf seine erfrischende Weise bemerkt, dass Psychotherapiemethoden wie Waschmittel sind. Jedes enthält Seife, obwohl sie unterschiedlich verpackt sind und verschiedene Namen haben. Dieses verbindende Element ist die Wiederherstellung von Einfühlung und Verstehen – von Zwischentönen in der schwarz-weißen Alles-oder-nichts-Welt des traumatisierten Selbstgefühls.

Aus der Arbeit mit Ausbildungskandidaten weiß ich, wie schwer es dem Anfänger fällt, sich damit abzufinden, dass wir in der Psychotherapie (und auch in der Paartherapie) zwar eine Reihe von Modellen haben, aber keine umfassende Theorie. Manche Therapeuten suchen dieses Dilemma dadurch zu lösen, dass sie ein Modell als Theorie ausgeben, es entsprechend idealisieren und konkurrierende Modelle entwerten. Es muss doch eine richtige und eine falsche Sicht geben, es muss doch so sein, dass Kohut *ganz* recht hat und Freud *ganz* unrecht, dass Melanie Klein eine neue Wahrheit sagt und Anna Freud nur die überholten Lehren ihres Vaters wiederholt.

Ganze analytische Gesellschaften sind an Richtungskämpfen zerbrochen, weil unterschiedliche Modelle (von denen jedes funktioniert, aber keines falsifizierbar ist) als Theorien auftraten. Wird sich aber ein Therapeut, der mit seinem Modell erfolgreich arbeiten kann, von einem Konkurrenten sagen lassen, er liege falsch, weil dieser ein anderes Modell idealisiert?

Als Anna Freud begann, den Rahmen der Psychoanalyse zu erweitern, und Kinder behandelte, fiel der Satz: *Der Analytiker kann alles tun, er muss nur wissen, was er tut.* Er hat mich auf allen Versuchen begleitet, mit Gruppen und Paaren zu arbeiten, als Supervisor und als Coach Analytiker zu bleiben. Er formuliert eine Haltung, deren Zentrum die grundsätzliche Bereitschaft ist, alle anstehenden Fragen selbstreflexiv (das heißt in der Bereitschaft, auch das eigene Vorgehen zu diskutieren) anzugehen. Dieser Gedanke hat seit den Siebzigerjahren viele Psychoanalytiker beschäftigt. Sie versuchten, die Verführungskraft des Dogmas für den Therapeuten zu erforschen und die schnelle Anpassung der Psychoanalyse an den Nationalsozialismus zu verstehen.

Mit welchen Modellen oder Begriffen auch immer Paartherapeuten arbeiten, die Haltung, in der das geschieht, sollte konstant bleiben, der Rahmen verlässlich, die Struktur der therapeutischen Intervention für alle Beteiligten übersichtlich. Eine Paartherapie hat den großen Vorzug, dass sie sich auf ein Gebilde richtet, das definierbare Grenzen hat: Wenn einer der Beteiligten die Beziehung auflöst, ist sie zu Ende und mit ihr die Paartherapie.

Was ein Einzelner tun kann, um Symptome zu lindern oder eigene Entwicklungen anzustoßen, ist erheblich schwerer auszuloten als die Bereitschaft eines Paares, zusammenzubleiben, wenn die wechselseitige Bestätigung schwindet. Paare, die *allein* durch Angst vor einer Trennung zusammengehalten werden, kommen selten in Paartherapie. Das würde nur die für ein solches Leben nötigen Verdrängungen gefährden.

Häufig sind Paare, bei denen *ein* Partner eine gemeinsame Weiterentwicklung wünscht, der andere aber jede Veränderung vermeiden möchte. Er kommt widerwillig, da er die Trennung noch mehr fürchtet als die Therapie, und beobachtet misstrauisch, ob sich der Therapeut nicht mit dem Partner zusammentut, der die Paartherapie und damit ihn gut findet.

Zur Haltung des Therapeuten gehört es, auch unter solchen Umständen seine Allparteilichkeit zu wahren: das Bemühen, für *beide* Klienten und *ihre Beziehung* das Beste zu erreichen, zumindest aber sein Expertenwissen zur Verfügung zu stellen, warum das nicht gelingen kann, wenn sich nicht bestimmte Voraussetzungen verändern.

Oft führt diese Haltung dazu, dass der ursprünglich auf eine idealisierende Weise motivierte Partner vom Therapeuten enttäuscht ist. Er hat erwartet, dieser werde ihm recht geben, werde mit mehr Nachdruck, als er es selbst vermag, das unerwünschte Verhalten seines Gegenübers abstellen. Nun muss er sich mit einem nüchternen Blick auf die Lage vertraut machen. Er muss akzeptieren, dass Menschen umso weniger zu einer Veränderung bereit sind, je mehr Druck auf sie ausgeübt wird – im Gegenteil, sie wehren sich gegen einen Angreifer und dessen reale oder imaginäre Verbündete.

Jeden Verdacht auf Parteilichkeit kann der Therapeut nicht vermeiden. Er muss lebendig bleiben, für die Beziehung engagiert, kein *lackierter Blechaffe,* wie Leo Stone drastisch den Psychoanalytiker nannte, der zu einem ausschließlich auf Zurückhaltung beruhenden Begriff der Abstinenz neigt. Meine Faustregel ist, mich auch dann bei einem Klienten zu entschuldigen, wenn ich überzeugt bin, im Recht zu sein. Es ist nun einmal so, dass meine liebevoll und neutral gemeinte Haltung durchaus als Versuch verstanden werden kann, ich hätte die Aktionen eines kränkenden Liebesobjektes gutgeheißen. Das ist unvermeidlich, wenn in der Beziehung primitive Formen der Spaltung dominieren.

Ein Beispiel: Die Ehefrau findet es lieblos, wenn ihr Partner am Wochenende im Internet surft, statt mit ihr etwas zu unternehmen. Auf ihren Druck hin hat er ihr versprochen, nicht länger als eine Stunde am Tag zu surfen, was sie genau kontrolliert. Wiederholt gibt es Streit, weil der Ehemann nicht einsehen will, dass er auch nicht länger surfen darf, wenn sie mit ihren eigenen Angelegenheiten beschäftigt ist. Er will nicht wahrhaben, dass sie seine Bildschirmsucht heilen möchte und ihr eigentlich bereits die *eine* Stunde ein Dorn im Auge ist.

Die Ehefrau ist begeistert von der Aussicht auf die Paartherapie – endlich ein Psychologe, ein Suchtexperte, der ihrem Mann klarmachen wird, wie schädlich das Internet für die Psyche ist. Der Ehemann blickt dem Termin ohne Zuversicht entgegen; nur weil er sich nicht vorwerfen lassen will, dass er auch in diesem Punkt keine Bereitschaft zeigt, etwas für die Beziehung zu tun, kommt er mit und lauert darauf, dass der Therapeut irgendwann beginnt, blanken Unsinn zu reden.

Wenn dieser nun erklärt, dass jeder Partner als erwachsene Person behandelt werden solle, die Anspruch auf Selbstverwirklichung habe, dass jedem Partner sozusagen die Hälfte des Kontaktraums gehöre und an der Grenze über die gemeinsamen Unternehmungen verhandelt werden solle – wenn er schließlich gar feststellt, die Freude am Surfen im Internet sei ebenso legitim wie die Freude am Lesen eines Buches –, dann wird er die Bewunderung seitens der Ehefrau verlieren, ohne gleichwertigen Ersatz durch den Ehemann zu gewinnen, der solche Äußerungen ganz vernünftig findet, aber nicht einsieht, warum er Wege und Kosten auf sich nehmen soll, um sie zu hören.

Deshalb ist es gut, solche klärenden Worte eher zu Beginn einer Sitzung zu sagen, um noch Zeit übrig zu behalten, in der Hintergründe deutlich werden. Dann stellt sich etwa heraus, dass die Ehefrau, seit sie ihren Arbeitsplatz verloren hat und sich nach einer Uterus-Operation nicht mehr als vollwertige Frau erlebt, durch ihre Kontrollversuche einen Partner festhalten möchte, der sich angesichts ihrer Depression in jene virtuelle Welt zurückzieht, in der einem jeder Mausklick ein Erfolgserlebnis verschafft.

Jetzt lässt sich vielleicht ihre Bereitschaft erarbeiten, den guten Willen in seinem hölzernen Zuspruch zu erkennen, eine solche Operation verändere doch nichts an ihrer Ehe. Und jetzt kann er herausfinden, dass er ihre Gefühle ernster nehmen muss und es nicht darum geht, über 59 oder 62 Minuten zu streiten.

Das Paar als System

Wer mit Gruppen und Paaren arbeitet, muss sich auch damit auseinandersetzen, dass *ein* Mensch kein Mensch ist. Es gibt in der Lebensrealität keine individuelle Psyche, die nicht Spuren vergangener Symbiosen trägt und vielleicht auch gegenwärtig in unterschiedlichen Symbiosen lebt. Zentrale seelische Funktionen wie Angstentwicklung, erhöhte oder bedrückte Stimmung sind nicht individuell, sondern interaktiv oder systemisch zu verstehen.

Familien- und Paartherapie sind somit aus guten Gründen der Ort, an dem sich eine systemische Sicht entwickelt hat. In diesem Modell sind Paare kommunizierende Systeme, die aus der Wechselwirkung und Rückkopplung ihrer Botschaften in Handlung oder Wort verstanden werden können. Die von Freud der zeitgenössischen Philosophie entnommene Formel vom Subjekt, das ein Objekt mit

Liebe »besetzt«, genügt nicht, um Paare zu verstehen. Ein Konzept wie die *Objektwahl* (vom narzisstischen oder vom anlehnenden Typus) vernachlässigt diese entscheidende Qualität der schöpferischen Interaktion.

Während ich das systemische Sehen und Denken als eine große Bereicherung erlebt habe, finde ich es sehr bedauerlich, dass sich aus dieser Erweiterung unserer Sicht, aus der Erkenntnis, dass Menschen lebenslang auf (selbstgefühls-)stützende Versorgung durch andere Menschen angewiesen sind, oft recht primitive Behandlungskonzepte entwickelt haben, die sich etwa in der Idealisierung einer »Ressourcenorientierung« gegenüber einer der Psychoanalyse unterstellten »Defizitorientierung« blähen.

Demnach sehen die ressourcenorientierten Therapeuten das Gute im Menschen und fördern es durch positives Denken; die Analytiker hingegen sehen das Schlechte und vertiefen sich defizitorientiert in dessen Dynamiken. Es kann ja kein Zweifel daran sein, dass es schöner ist, nicht depressiv zu sein. »Glücklich ist, wer vergisst, was doch nicht zu ändern ist!« (*Die Fledermaus*)

Das positive Denken jedoch ist entweder kein Denken oder nicht positiv. Wenn wir denken, verarbeiten wir die Realität. Die Realität ist gemischt. Positives ohne Negatives lässt sich nur durch Denkhemmung herstellen. Es ist spottbillig (und kommt beim Depressiven oft tatsächlich an wie Spott), das Schlechte zu wenden, bis es besser aussieht. Oft genug unterstellt ein Ratschlag zu positiver Sicht der Dinge dem Beratschlagten eben jenen Mangel an Einsicht und Intelligenz, der den Ratgeber selbst auszeichnet. Statt sich auf den Kontakt einzulassen, eine kleine Forschungsreise anzutreten, herauszufinden, was den Leidenden in seinem Leiden festhält, wird der Hilfesuchende durch eine Geste der Überlegenheit kleingemacht.

Peter Fürstenau hat seinen Aufsätzen über die Verbindung von Psychoanalyse und systemischer Sicht einen Titel gegeben, der Programm sein könnte: *Psychoanalytisch verstehen. Systemisch denken. Suggestiv intervenieren.*[13] Aber eine Kommode mit diesen drei Schubladen gibt es in der Praxis denn doch nicht. Verstehen und denken hängen zu eng zusammen; Interventionen auf die Suggestion einzuengen und nicht auch deutend, vor allem aber aufklärend über die Paardynamik und die Chancen ihrer Veränderung zu arbeiten, erscheint mir als willkürliche Beschränkung der therapeutischen Mittel.

Es widerspricht meiner Auffassung von einer professionellen Psychotherapie, in Rätseln zu sprechen oder einem Patienten nicht zu erklären, was ich meine und warum ich einen Vorschlag mache. Von Verhaltens-Verschreibungen verstehe ich wenig. Andere können vielleicht mit dem dazu nötigen Gestus des Therapeuten mehr anfangen als ich. Mir ist es zu fremd, wie ein Uhrmacher mit einer geschickten Intervention, einer Symptomverschreibung oder einer Paradoxie ein Paar oder eine Familie wieder zum Funktionieren zu bringen. Ich will mit meinen Klienten zusammen erarbeiten, was zu tun ist, und meine Funde an ihrer Seite mit ihnen teilen.

Die Paartherapie lehrt uns, dass Beziehungen Systeme sind, die wir stabilisieren oder gefährden können. Aber sie macht uns auch skeptisch gegenüber allen Regeln und einer Behandlung, in der beispielsweise richtige Kommunikation »eingeübt« werden soll. Denn flugs verdaut das System die Heilmittel, welche seine gestörte Kommunikation bessern sollten. Es schmiedet Pflugscharen zurück in Schwerter.

In jeder Therapie ist es sehr wichtig, dass der Therapeut sich nicht mit dem Patienten emotional oder gar materiell verstrickt, sondern so viel Abstand wahrt, dass er dem Patienten entweder nützen oder sich zurückhalten kann, so dass er keinen Schaden anrichtet. Das ist in der Paartherapie einfacher und komplizierter zugleich.

Dieses Paradox löst sich auf, wenn wir die Problematik der Übertragungen einbeziehen. Zu einem Paar nimmt der Therapeut eine Beziehung auf, die nicht die Bedeutung gewinnt, wie sie die Beziehung zwischen den Partnern hat. In der Einzeltherapie hingegen ist er selbst Teil eines Paares und im Fall einer intensiven Übertragung den ganzen narzisstischen und erotischen Bedürfnissen ausgesetzt, die in einer Paarbeziehung entstehen. Er ist dort Partner *und* Dritter, der diese Partnerschaft (eben die Übertragung) untersuchen und deuten soll. In dieser Übertragungsarbeit geht es darum, eine Beziehung heilsam zu gestalten und ihre imaginären Anteile aufzulösen. Das ist ein Unternehmen von einzigartigem Wert, das therapeutischen Nutzen, Einsicht und Aufklärung verknüpft. Aber es ist auch ein hoch riskantes Unterfangen, das exemplarisch scheitern kann; jede gelungene Analyse ist etwas wie ein Kunstwerk, das von zwei Menschen gestaltet wurde, jede misslungene aber eine große Verschwendung von Zeit und Kraft.

In der Paartherapie *bleibt* der Therapeut immer der Dritte, der er von Anfang an war. Er klärt durchaus Beziehungen, die einer der Partner zu ihm aufnimmt, aber auch diese Klärung gehört in das gemeinsame Unternehmen, die Paardynamik zu verstehen und Lösungen für ihre Zukunft zu erarbeiten. Nach meinen Vorstellungen soll das Paar erkennen, was gut für seinen Austausch ist, und diesen dann selbst regulieren; es widerstrebt mir, das von außen durch Suggestionen zu leisten.

In der Paartherapie kommt ein Dritter in die vom Ideal her auf Dauer und wechselseitige Festigung des Selbstgefühls angelegte Zweisamkeit. Er untersucht die Interaktionen der Partner, ihre Fähigkeiten, einander zu stützen oder zu schaden, und versucht aus diesem Verständnis für die Paardynamik heraus das Beste für das Paar und für jeden Einzelnen zu tun.

Wir wissen, dass Gesundheit und Lebenserwartung bei Paaren höher ist als bei Alleinlebenden. Aber die Statistik sagt nicht viel für den Einzelfall. Wer sich mit ihm beschäftigt, kommt zu dem Ergebnis, dass eine aufbauende Paardynamik die Beteiligten vitalisiert, während eine kannibalische ihre seelische wie körperliche Gesundheit schwächt. Zufriedene Partner leben gesünder als ein Single, aber selbst ein unzufriedener Single lebt gesünder als Verstrickte, die sich das Leben schwer machen, ohne die Kraft zur Trennung aufzubringen.

Paartherapie und Supervision

Der Paartherapeut gleicht dem Supervisor insofern, als er wie dieser die Zusammenarbeit Dritter verbessern soll. Da ich auch als Supervisor arbeite, finde ich die Erfahrungen aus dem jeweils anderen Feld inspirierend. Das gilt vor allem für die Supervision in der Therapieausbildung: Der angehende Therapeut (Kandidat) geht zum Supervisor, um die Paardynamik zu klären, die sich zwischen ihm und seinen ersten Patienten entwickelt.

Natürlich gibt es auch wichtige Unterschiede. Der Kandidat ist ein angehender Professioneller, sein Patient begegnet ihm also – anders als ein Partner – nicht auf der gleichen Ebene. Aber das Unternehmen einer Psychotherapie steht und fällt mit der Beziehung, welche die Partner dieses Unternehmens aufbauen. Gleichgültig, welche Methode angewendet wird, wie erfahren der Therapeut ist – eine gute Beziehung zwischen ihm und dem Patienten ist die wichtigste Voraussetzung einer Besserung.

Nun werden uns gute Beziehungen nirgends geschenkt. Sie entwickeln sich, und in diesem Prozess muss etwas riskiert werden. Erinnern wir uns an den lackierten Blechaffen: Wer nur korrekt nach einem Schema vorgeht, langweilt den Partner; umgekehrt kann, wer zu viel fordert und eigene Ideen ungefiltert einbringt, dessen Kränkungsverarbeitung überlasten.

Der Ausgang einer solchen Beziehungskrise hängt vom Selbstgefühl der Beteiligten ab. Je stabiler das Selbstvertrauen, desto eher kann sich ein Mensch infrage stellen (lassen), die Krise nicht verleugnen, sondern sie sich eingestehen. Bewältigen lassen sich Kommunikationskrisen, wenn ich bereit bin, mein Scheitern in der Beziehung und an meiner Aufgabe als Denkmöglichkeit zu akzeptieren und zu ertragen. Nur dann kann ich sozusagen meinen eigenen Anteil an der Beziehungs-GmbH von 50 % akzeptieren. Ich muss nicht die Verantwortung für ein Misslingen an meinen Partner delegieren, der versuchen wird, den Schwarzen Peter zurück zu mir zu schubsen, bis am Schluss allein schon die Aggression über die Frage »Wer hat angefangen?« den Horizont verdüstert.

Wenn Beziehungspartner über dieses Selbstgefühl verfügen, ist es nicht schwer, Krisen zu verarbeiten. Jeder kann sich infrage stellen (lassen), beide Seiten kooperieren, um Missverständnisse zu lösen. Aber so angenehm geht es nicht immer zu, und es gibt selbstunsichere, nach Bestätigung hungernde Therapeuten so gut wie Paare, die es einfach nicht vertragen, infrage gestellt zu werden. Eine solche Kombination kann zu fatalen Folgen führen.

Die Möglichkeit einer solchen Dynamik macht auch Empfehlungen so schwierig. Paar A. hat beste Erfahrungen mit Therapeut B. gemacht und empfiehlt ihn mit lobenden Worten an Paar C. Aber während Paar A. dem Therapeuten schon früh mit Anerkennung begegnete und ihn für jede seiner Interventionen lobte, erwartet Paar C. (vielleicht gerade aufgrund der enthusiastischen Empfehlung von Paar A.) wahre Wunder an Einfühlung und Produktivität in den Sitzungen. Da diese mangeln, gerät der Therapeut in die Kritik.

Wenn er diese mit Humor und Distanz nehmen kann, wird die Behandlung vielleicht über diese Klippe hinwegkommen. Wenn er aber angesichts der Entwertung beginnt, seinerseits die Empfindlichkeit und Ansprüchlichkeit von Paar C. aufzugreifen und diese nach dem ebenso beliebten wie unproduktiven Modell von Nachbars Mäxchen anzuschwärzen (»Nimm dir ein Beispiel an Nachbars Mäxchen, das ist brav und schreibt nur Einsen!«), wird die Behandlung scheitern.

Vermutlich braucht jeder Mensch Zuwendung und Bestätigung, und die, welche von sich behaupten, sie seien darauf nicht angewiesen, sind vielleicht am meisten davon abhängig. Für die Praxis sicher interessanter als pauschale Urteile über die Stabilität des Selbstgefühls von Therapeuten und Paaren sind Fragen nach den spezifischen Krisensituationen, die aus der Paartherapie erwachsen.

Paartherapeuten werden, um die komplexe Situation zu

strukturieren, bewusst oder unbewusst eigene Erfahrungen mit ihren Partnern auf die Paare anwenden, die zu ihnen kommen. Sie werden dadurch klüger und dümmer zugleich, wie das immer ist, wenn wir eine neue Situation mit dem Wissen angehen, das wir aus früheren Situationen erworben haben.

Professionelle Arbeit ist viel mehr als die Anwendung wissenschaftlicher Gesetze auf den Einzelfall. In ihr geht es um eine kreative Tätigkeit, in der die wissenschaftliche Orientierung zwar die nachträgliche Reflexion erleichtert und Gesetze vorgibt, die man kennen muss, aber in der ein schöpferischer Prozess den Ausschlag über Gelingen oder Scheitern gibt. Wenn der Ingenieur die Gesetze der Statik missachtet, stürzt seine Brücke ein. Aber diese Gesetze sagen ihm nicht, wie er die Brücke bauen soll; sie vermitteln ihm nur, was nicht funktionieren wird.

Wer einen Experten aufsucht, der ihm helfen soll, tut gut daran, diesem zwar alle seine Probleme anzubieten, ihn dann aber auch arbeiten zu lassen. Umgekehrt tut der Experte gut daran, das zu tun, wofür er aufgesucht und bezahlt wird. Er soll nichts beginnen, wofür er nicht zuständig ist, und anschließend dem Klienten langatmig erklären, er hätte ein anderes Problem bringen müssen.

Ähnlich fragwürdig finde ich es, mitten in einer Paartherapie darüber zu diskutieren, ob es sich nicht vielleicht um ein Problem handle, das von einem der Partner in einer Einzeltherapie bearbeitet werden solle. Solche Fragen gehören in Auswertungsgespräche, wenn die Intervention abgeschlossen ist oder zwischendurch geprüft werden soll, ob die angestrebten Ziele erreichbar sind.

Da ich selbst in beiden Rollen – der des Einzel- und der des Paartherapeuten – arbeite, bin ich ein wenig davon bewahrt, sozusagen Probleme abzuschieben und Paaren zu erklären, sie müssten damit in eine Einzeltherapie gehen. Ich *rede* nicht von Paar- oder Einzeltherapie, ich *arbeite* als Paartherapeut, wenn das verabredet ist.

Ich finde diesen Gesichtspunkt wichtig genug, um ihn zu betonen. Zu oft wird nach meinen Eindrücken im professionellen Feld der Rat erteilt, etwas anderes zu machen, um sich vor einer sorgfältigen Untersuchung der Frage zu schützen, warum so wenig hilft, was bisher unternommen wurde.

Professionelle Lösungen bemühen sich immer um Eleganz, d. h., sie versuchen, mit geringstem Aufwand ein optimales Ergebnis zu erreichen. Immer sollte das aufwändigere Verfahren nur dann gewählt werden, wenn das einfachere und kostengünstigere Mittel versagt. In der Konsumgesellschaft haben billige Lösungen einen schlechten Ruf. Teuer ist besser. Wer fünf Fachärzte konsultiert, muss doch medizinisch besser versorgt sein als der Patient, der seinem Hausarzt vertraut!

Psychotherapie ist umstritten, auch heute noch. Allerdings nehmen die Vorurteile gegenwärtig ab. Breite Schichten der Bevölkerung haben gelernt, dass der Gang zum Psychotherapeuten kein Eingeständnis einer Geisteskrankheit ist, sondern ein (fast) alltäglicher Weg, ebenso alltägliche Probleme anzugehen.

Seit Bill Clinton berichtete, zusammen mit seiner Frau eine (Paar-)Therapie gemacht zu haben, ist die Normalisierung der Psychotherapie deutlich. Zu Nixons Zeiten wurden noch Präsidentschaftskandidaten dadurch unmöglich gemacht, dass ihre Gegner der Öffentlichkeit entsprechende Informationen zuspielten. Dennoch haben nicht wenige Menschen Angst, die Tatsache bekannt werden zu lassen, dass sie eine Therapie machen. Viele dieser Ängste sind unbegründet; vor allem die Furcht, eine solche Information könnte der Karriere schaden. Für einen durchschnittlich qualifizierten Personalchef bedeutet die Tatsache, dass ein Angestellter eine Paartherapie macht, letztlich nur, dass dieser bereit ist, etwas gegen seelische Störungen zu unternehmen.

Kein Personalchef glaubt, dass es in seinem Betrieb nur psychisch kerngesunde und stabile Leute gibt. Er weiß von Fehlzahlen, von Alkoholismus, von chronischen psychosomatischen Krankheiten. Also wird er es eher problematisch finden, wenn ein Angestellter heftige private Probleme hat, ihre Existenz aber abstreitet und die Verantwortung dafür nach außen delegiert. Eine bekannt gewordene Therapie ist heute in der Regel kein Karrierehindernis mehr.

Wer ein schlechtes Selbstvertrauen hat, bemüht sich häufig, überoptimal stabil, stark und unangreifbar zu scheinen.

Aus diesem Grund findet er das Eingeständnis der geringsten Schwäche unerträglich. Weil er sich so extrem unvollkommen fühlt, möchte er wenigstens den Eindruck der Makellosigkeit erwecken. So hängt die Angst, eine Therapie aufzusuchen, nicht selten mit einem zentralen Problem zusammen, das in der Therapie bearbeitet werden müsste.

Ähnliche narzisstische Probleme, die diesmal nicht durch Rückzug, sondern durch Angriff agiert werden, kommen an die Oberfläche, wenn die eigene Psychotherapie nicht wie ein Makel verschwiegen, sondern wie die größte Tugend hinausposaunt wird. Alle Menschen, die nicht einsehen, dass sie dringend Psychotherapie brauchen, sind erheblich gestörter als ich!

Für das Gelingen einer Therapie ist eine möglichst natürliche Informationspolitik am besten: weder missionarisch noch konspirativ. In sozialpsychologischen Untersuchungen über gelingende Therapien haben sich die Freunde und Unterstützer der Therapie (friends and supporters of psychotherapy) aus dem sozialen Umfeld des Patienten als wesentlicher Beitrag zum Gelingen erwiesen.

Die Unannehmlichkeiten einer Paartherapie nimmt nur in Kauf, wer anders nicht mehr klarkommt. Die Freundinnen können nicht mehr zuhören, die Eltern reagieren mit Vorwürfen, der Partner denkt an Trennung. Für die im Inneren gesammelten und anders nicht lösbaren Probleme der Kandidaten für eine Psychotherapie hat Freud das Wort vom »Leidensdruck« geprägt. Wer ihn nicht verspürt, der mobilisiert in der Regel auch nicht die Kraft für Veränderung.

Eine Psychotherapie versuchen, das heißt die eigenen seelischen Störungen und Behinderungen ernst nehmen. Das ist einerseits besser, als sie zu verleugnen, anderseits schlechter, als sich alleine in ihrer Überwindung zu erproben. Nehmen wir einen harmlosen Vergleich: Wenn der Wasserhahn tropft, können wir einen Installateur rufen oder versuchen, uns mit unserem Schraubenschlüssel selbst an die Arbeit zu machen. Wenn uns die Reparatur gelingt, haben wir die Rechnung des Installateurs gespart und können stolz sein auf unser Geschick. Wenn sie misslingt, ohne dass sich etwas verschlimmert, können wir immer noch den Installateur rufen. Wenn aber bei unserem Reparaturversuch alle drei Wohnungen unter der unsrigen einen Wasserschaden haben, sollten wir daraus die Lehre ziehen, dass wir nicht dazu geschaffen sind, Wasserhähne aufzuschrauben, und das nächste Mal gleich den Fachmann rufen.

Eine Paartherapie sollte nach meinem Konzept nicht länger dauern als höchstens 25 Sitzungen. Ich versuche in meiner Praxis mit zwölf Sitzungen (zwei Einzelgespräche und zehn Paargespräche, Dauer jeweils eine Stunde) auszukommen, übrigens ein Zeitrahmen, der oft auch für Supervisionsprozesse gewählt wird. Nach den zehn Sitzungen gibt es eine Auswertung; ausnahmsweise wird dann noch einmal um zehn Sitzungen verlängert; danach ist in jedem Fall Schluss.

Verglichen mit analytischer Einzeltherapie, die bis zu 300 Sitzungen beansprucht, ist das wenig. Es geht darum, die Selbstheilungskräfte des Paares wiederherzustellen. Es sollte vermieden werden, dass die Paartherapie zur Intensivpflege wird, durch die eine Partnerschaft künstlich am Leben erhalten wird. Lange Paartherapien finde ich nur in Partnertherapie-Gruppen mit fünf bis sechs Paaren sinnvoll.

Hier gibt es geschlossene Gruppen, die einen festen Zeitraum – etwa ein Jahr – zusammenbleiben, und halb offene, die viele Jahre Bestand haben, in denen aber immer wieder, wenn ein Paar ausscheidet, ein neues Paar dessen Platz einnimmt. Solche Gruppen bieten vielfältige Entwicklungsanreize für Paare und reduzieren die Gefahr einer Pseudo-Stabilisierung.

Paartherapeuten-Suche

Wer *Paartherapie* googelt, findet u. a. sehr viele Heilpraktiker. Das liegt daran, dass diese am meisten werben, weil sie nicht in das System der gesetzlichen Krankenkassen integriert sind. Man entdeckt sogar ein Angebot, die Beziehung mit paranormalen Mitteln zu heilen, ohne dass der Partner davon weiß.

Es gibt unter diesen Heilpraktikern sehr engagierte und erfahrene Personen, die sich gründlich in systemischer Therapie haben ausbilden lassen – aber auch weitgehend selbst ernannte Heiler, die versuchen, Wissenslücken und Einfühlungsdefizite durch Charisma zu stopfen.

Wer eine Kassenzulassung als ärztlicher oder psychologischer Psychotherapeut hat, muss neben einem einschlägigen Studium eine lange Ausbildung absolvieren. Er hat die Qualifikation, Paarprobleme einzuschätzen und schwere seelische Störungen rechtzeitig zu erkennen. Daher ist die sicherste Strategie eine Anfrage bei der Psychotherapeutenkammer nach Mitgliedern, die Paartherapie anbieten. Wer so vorgeht, ist vor Scharlatanen einigermaßen geschützt, bekommt allerdings oft auch nicht so schnell seinen Wunschtermin nach Feierabend.

Ein Zeichen für Scharlatanerie sind Durchbruchsszenarien, Entwertungen und Drohungen. Ein Therapeut, der behauptet, es sei normal, wenn es am Anfang schlechter werde, es sei in Ordnung, wenn Klienten nach den ersten Sitzungen unglücklicher und unzufriedener sind als vorher, ist zu meiden. Ebenso einer, der düster sagt, wer jetzt aufgebe, wandere in den sicheren Untergang, andere Therapeuten seien unfähig, andere Methoden wertlos.

Gute professionelle Arbeit geht den Mittelweg zwischen Wunder und Pfusch. Pfuscher versprechen uns Wunder; Profis informieren realistisch und tun nichts, was sie nicht können. Wundertäter sind zwar gerne bekannt; ein bekannter Profi ist aber niemals ein Wundertäter, er tut das Gleiche wie andere Profis, nur hat er daneben auch Bücher geschrieben.

Wenn ein Patient sehr viel Angst vor dem Eingriff hat, recherchiert er den besten Chirurgen Deutschlands, nimmt weite Reisen und lange Wartezeiten in Kauf, um genau die Operation zu bekommen, die er in seiner Heimatstadt um die Ecke in identischer Qualität haben könnte.

Die Suche nach dem besten Heiler steht häufig für Selbstzweifel und eine manische Abwehr: Es geht nicht darum, was in der Realität möglich ist, sondern um Angstbewältigung, um Aufwertung eines durch Leid und Gefahr entwerteten Selbst durch Verschmelzung mit dem großen Arzt.

Anmerkungen

1. Vgl. W. Schmidbauer, *Du verstehst mich nicht! Die Semantik der Geschlechter*. Reinbek 1991
2. Siehe auch W. Schmidbauer, *Die heimliche Liebe, Ausrutscher, Seitensprung, Doppelleben.* Reinbek 1999
3. Eine Pointe in diesem Kontext ist Tolkiens Erzählung von den Ents, die irgendwann die Entfrauen nicht mehr fanden und daraus eine eigene Dichtung entwickelten. Vgl. J. R. R. Tolkien, *Der Herr der Ringe.* Bd. 2, Stuttgart 1972
4. In der Literaturwissenschaft ist Pygmalion vor allem durch das Stück von Bernhard Shaw bekannt geworden, in dem aus dem vulgären Blumenmädchen eine stilsichere Lady gemacht wird. In der Psychologie spricht man vom Pygmalion-Effekt im Sinn einer sich selbst erfüllenden Zuschreibung. So entwickeln Kinder, die nach einem psychologischen Test ihren Lehrern fälschlich als besonders intelligent vorgestellt werden, tatsächlich einen höheren IQ als eine Kontrollgruppe. Vgl. Robert Rosenthal & Lenore Jacobson, *Pygmalion in the Classroom: Teacher Expectation and Pupils' Intellectual Development*. New York 1968

5. H.v. Kleist, *Berliner Abendblätter*, zit. n. Schiller 3, S. 396 f.
6. Beide Zitate nach Schiller 3, S. 395
7. Ich ziehe diesen Ausdruck der Rede von einer Postmoderne vor. Zur Moderne gehört, dass sie durch die ständige Weiterentwicklung von Gütern und Bedürfnissen sich selbst ständig neu erfindet und alles Vergangene zitiert. Um Epochen hintereinander anzuordnen, müsste die eine enden, die andere beginnen. Das Verschwinden solcher Muster (etwa der »Stile« in der Kunst) bezeichnet den Beginn der Moderne.
8. Wer sich in diese Probleme vertiefen möchte, kann in W. Schmidbauer, *Das Helfersyndrom*. Reinbek 2007, fündig werden.
9. Dieser Fantasie, dass die Frau, die sich dem männlichen Bedürfnis nach aufwertender Erotik entzieht, eine Gewalttäterin ist, bin ich bei hysterischen Männern sehr oft begegnet. Ihr Analogon bei hysterischen Frauen ist die Fantasie, dass der Mann, den sie begehren, sich im Augenblick der Annäherung (»wenn ich mit ihm allein bin«) in einen Lustmörder verwandelt. Diese Dynamik kann männliche Gegengewalt, die ja oft genug physisch vollzogen wird, nicht entschuldigen, aber ihren Hintergrund verdeutlichen. Die Täter sind selten Sadisten oder so sozial gestört, dass ihnen alle Aggressionshemmungen fehlen. Sie erleben den Entzug der narzisstischen Bestätigung als »Gewalt« und projizie-

ren ihre eigene Wut in die enttäuschende Partnerin. Im genannten Beispiel erlebt er sie, ebenso wie seine frühere Ehefrau, bereits dann als »gewalttätig« und entwertend, wenn sie ihm gegenüber neutral ist, wenn sie ihn nicht erotisch bestätigt und ihm beweist, dass er ein Mann ist, der Frauen befriedigen kann. Die Ehefrau hat ihn ihrerseits gewissermaßen süchtig gemacht; in den »guten« Phasen der Beziehung hat sie ihn überoptimal bestätigt; sie kann nicht verstehen, warum es nicht immer so sein soll.

10. M. Edinger, *Schwule klatschen. Antihomosexuelle Gewalt aus der Sicht von Tätern, Opfern und Institutionen*. München 1992
11. In der Psychoanalyse spricht man von einem »Objekt«, das mit Libido (Liebesenergie) »besetzt« wird. Für den Säugling ist die stillende Mutter das erste (primäre) Objekt. Erfahrungen mit dieser ersten Objektbeziehung prägen dann die späteren Liebesbeziehungen.
12. Augustus Y. Napier, *Ich dachte, meine Ehe sei gut, bis meine Frau mir sagte, wie sie sich fühlt.* München 1995
13. Peter Fürstenau, *Psychoanalytisch verstehen. Systemisch denken. Suggestiv intervenieren*. 3. Aufl., Stuttgart

Zitierte und weiterführende Literatur

Aries, Philippe, u. Bejin, Andre: *Die Masken des Begehrens und die Metamorphosen der Sinnlichkeit.* Frankfurt 1964

Bauriedl, Thea: *Beziehungsanalyse.* Frankfurt 1984

Beck-Gernsheim, Elisabeth u. Beck, Ulrich: *Das ganz normale Chaos der Liebe.* Frankfurt 1990

Edinger, Manfred: *Schwule klatschen. Antihomosexuelle Gewalt aus der Sicht von Tätern, Opfern und Institutionen*. München 1992

Elias, Norbert: *Über den Prozess der Zivilisation.* Frankfurt 1977

Fisher, Helen: *Anatomie der Liebe.* München 1993

Freud, Sigmund: *Beiträge zur Psychologie des Liebeslebens.* Wien 1910, Studienausgabe Frankfurt 2000, Bd. V

Freud, Sigmund: *Massenpsychologie und Ich-Analyse.* Wien 1921, Studienausgabe 2000, Bd. IX

Freud, Sigmund: *Vorlesungen zur Einführung in die Psychoanalyse.* Studienausgabe 2000, Bd. III

Fromm, Erich: *Die Kunst des Liebens.* Frankfurt 1956, 1977

Fürstenau, Peter: *Psychoanalytisch verstehen. Systemisch denken, suggestiv intervenieren*. Stuttgart 2007

Gambaroff, Marina: *Die Utopie der Treue.* Reinbek 1985
Hansen, Hartwig: *Respekt – Der Schlüssel zur Partnerschaft.* Stuttgart 2007
Jaeggi, Eva: *Liebesglück – Beziehungsarbeit.* Reinbek 1999
Jaeggi, Eva u. Holstein, Walter: *Wenn Ehen älter werden.* München 1985
Krafft-Ebing, Richard von: *Psychopathia Sexualis.* Stuttgart 1886
Krauß, Thomas Ferdinand: *Liebe über alles – Alles über Liebe.* Gießen 2009
Luhmann, Niklas: *Liebe als Passion.* Frankfurt 1994
Maaz, Hans-Joachim: *Sexualität und Beziehungskultur.* München 2009
Marcuse, Herbert: *Triebstruktur und Gesellschaft.* Frankfurt 1980
Masters, William u. Johnson, Virginia: *The Pleasure Bond.* Boston 1974, deutsch: *Spaß an der Ehe.* Wien 1976
Mitscherlich, Alexander: *Auf dem Weg zur vaterlosen Gesellschaft.* München 1964
Moeller, Michael-Lukas: *Liebe ist das Kind der Freiheit.* Reinbek 1990
Napier, Augustus Y.: *Ich dachte, meine Ehe sei gut, bis meine Frau mir sagte, wie sie sich fühlt.* München 1995
Rosenthal, Robert: *Lenore Jacobson, Pygmalion in the Classroom.* New York 1968
Reynolds, Vernon: »Verwandtschaft und die Familie bei niederen Affen, Menschenaffen und dem

Menschen«, in Schmidbauer W. (Hg.): *Evolutionstheorie und Verhaltensforschung*. Hamburg 1974, S. 232–257 (Übers. vom Hg.)

Schiller, Karl (Hsg.): *Heinrich von Kleists gesammelte Werke, Bd.* 1–3, Leipzig 1927

Schmidbauer, Wolfgang: *Die hilflosen Helfer – Seelische Probleme der sozialen Berufe*. Reinbek 1977

Schmidbauer, Wolfgang: *Das Helfersyndrom*. Reinbek 2007

Schmidbauer, Wolfgang: *Alles oder nichts. Über die Destruktivität von Idealen*. Reinbek 1980

Schmidbauer, Wolfgang: *Die Angst vor Nähe*. Reinbek 1986

Schmidbauer, Wolfgang: *Du verstehst mich nicht! Die Semantik der Geschlechter*. Reinbek 1991

Schmidbauer, Wolfgang: *Die heimliche Liebe – Ausrutscher, Seitensprung, Doppelleben*. Reinbek 1999

Schmidbauer, Wolfgang: *Mobbing in der Liebe*. Gütersloh 2007

Schmidbauer, Wolfgang (Hsg.): *Evolutionstheorie und Verhaltensforschung*. Hamburg 1974

Schmidbauer, Wolfgang u. Prüfer, Tillmann: *Lässt sich Sex verhandeln – Die großen Fragen der Liebe*. Gütersloh 2009

Schopenhauer, Arthur: *Sämtliche Werke*, hg. von Arthur Hübscher. Bd. 6. Parerga und Paralipomena, S. 690 (Stachelschwein. Gleichnis)

Sigusch, Volkmar: *Sexuelle Welten.* Gießen 2005

Tolkien, J.R. Ruben: *Der Herr der Ringe. Bd. 2: Die zwei Türme.* Stuttgart 1972

Waal, Frans de: »Bonobo Sex and Society«, in: *Scientific American,* März 1995, *S.* 82–88

Watzlawick, Paul u. Beavin, Janet u. Jackson, Don D. : *Menschliche Kommunikation.* Bern 1969

Willi, Jürg: *Die Zweierbeziehung.* Reinbek 1975

Register